华南

HUANAN CHANGJIAN YAOYONG SHIYONG ZHIWU TUJIAN

常见药用食用植物图鉴

黄真珍　陈敬安　杜志坚　主编

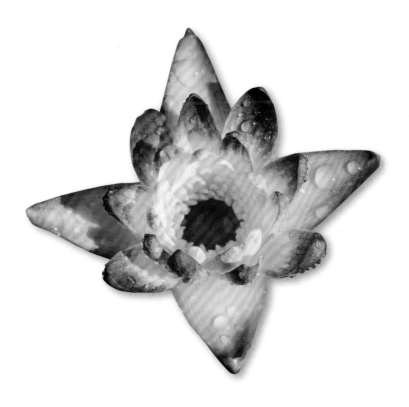

中国农业科学技术出版社

图书在版编目（CIP）数据

华南常见药用食用植物图鉴 / 黄真珍，陈敬安，杜志坚主编 . -- 北京：中国农业科学技术出版社，2023.10
ISBN 978 - 7 - 5116 - 6469 - 3

Ⅰ . ①华…　Ⅱ . ①黄…②陈…③杜…　Ⅲ . ①华南地区—药用植物—图集②华南地区—食用植物—图集　Ⅳ . ① R282.71-64 ② Q949.9-64

中国国家版本馆 CIP 数据核字（2023）第 198403 号

责任编辑　李　华
责任校对　李向荣
责任印制　姜义伟　王思文

出 版 者　中国农业科学技术出版社
　　　　　北京市中关村南大街 12 号　邮编：100081
电　　话　（010）82109708（编辑室）　（010）82109702（发行部）
　　　　　（010）82109709（读者服务部）
网　　址　https : // castp.caas.cn
经 销 者　各地新华书店
印 刷 者　北京地大彩印有限公司
开　　本　170 mm×240 mm　　1/16
印　　张　11
字　　数　180 千字
版　　次　2023 年 10 月第 1 版　2023 年 10 月第 1 次印刷
定　　价　108.00 元

《华南常见药用食用植物图鉴》

编委会

主　编	黄真珍	陈敬安	杜志坚	
副主编	叶育石	李小玲	罗学梅	黄志平
	毛笈华	余　平	姚　挺	孙嘉祥
参　编	赵　强	侯军晓	陈凤如	曾文智
	杨晓艳			
摄　影	黄真珍	叶育石	杜志坚	叶华谷
	冼建春	李　英	王发国	

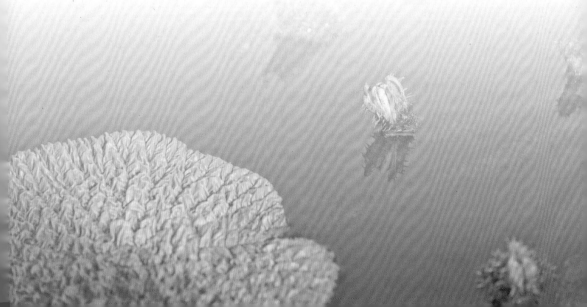

前　言

"神农尝百草"虽是美丽的传说，但也反映出人类祖先为生存和繁衍，在长期探寻和拓展食物方面积累了大量宝贵经验，其中发现某些植物可食用、药用或药食两用，也发现对人体有害、有毒的植物。中医古籍《黄帝内经太素》记载有"空腹食之为食物，患者食之为药物"的说法，故认为"药食同源"概念是中国传统医学中食疗、药膳和养生等思想的反映。药用食用植物，通常指既具有一定医疗保健作用，又具有一定营养价值的可食性植物，别称"药食两用植物"。随着人们生活水平不断提高，某些慢性疾病如高血压、高血糖等的发病率呈明显持续上升趋势，公众对养生和保健意识日渐加强，而通过寻求改善饮食搭配达到预防和治疗疾病的目的逐渐明显，因此药食两用类植物被人们广泛关注和应用。华南地区植物资源丰富，但药食两用植物资源开发利用的程度相对有限，进一步开发利用植物资源，充分发挥药食两用植物的食疗、防病治病作用，在实现资源合理利用和提高人们健康水平方面具有重要的意义。本书主要针对华南地区药食两用植物资源开展调查和评价，同时筛选出具有地方特色的植物或有待进一步研究推广且具代表性的植物种类。全书分为蕨类植物、裸子植物、被子植物三部分。本书收录华南地区药食同源植物共计 39 科 65 属 76 种（包括少量的栽培种）。每种植物的描述内容包括中文名称、拉丁学名、别名、生境、分布、形态特征和药用、食用和禁忌等，并配有彩色植物形态图片以便于识别。

凡具毒性植物，均在药用和禁忌条目中注明，在使用中须慎重。用法先列内服法（用水煎内服），后列外用法。剂量均以"克"为单位，书中用量均以成人 1 日量计。附方仅供读者参考，如需要使用时请务必咨询中医师，进行辨证论治后方可使用。

本书可供农、林、牧、药学等科研工作者及大专院校师生阅读，也适于植物食用、食疗保健爱好者参考。由于时间仓促，编者水平有限，错漏和不当之处在所难免，敬请各位专家和读者批评指正。

编　者

2023 年 7 月

目　录

蕨类植物

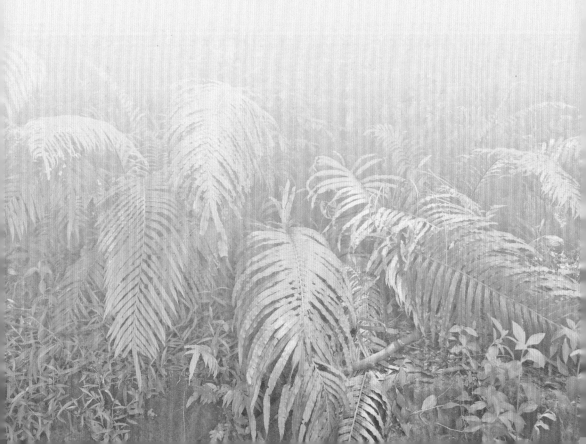

蕨科 Pteridiaceae

蕨

Pteridium aquilinum var. latiusculum（Desv.）Underw. ex Heller

【别名】蕨菜。

【生境】生于海拔 200 ～ 800m 的山地阳坡及森林边缘阳光充足的地方。

【分布】全国各地，主要分布于长江流域及以北地区；广布于世界其他热带及温带地区。

【形态特征】植株高可达 1m。根状茎长而横走，幼时密被锈黄色柔毛，后逐渐脱落。叶远生；柄长 20 ～ 80cm，基部粗 3 ～ 6mm，褐棕色或棕禾秆色，略有光泽，光滑，腹面有浅纵沟 1 条；叶片阔三角形或长圆三角形，长 30 ～ 60cm，宽 20 ～ 45cm，先端渐尖，基部圆楔形，三回羽状；羽片 4 ～ 6 对，对生或近对生，斜展，基部一对最大（向上几对略变小），三角形，长 15 ～ 25cm，宽 14 ～ 18cm，柄长 3 ～ 5cm，二回羽状；小羽片约 10 对，互生，斜展，披针形，长 6 ～ 10cm，宽 1.5 ～ 2.5cm，先端尾状渐尖（尾尖头的基部略呈楔形收缩），基部近平截，具短柄，一回羽状；裂片 10 ～ 15 对，平展，彼此接近，长圆形，长约 14mm，宽约 5mm，钝头或近圆头，基部不与小羽轴合生，分离，全缘；中部以上的羽片逐渐变为一回羽状，长圆披针形，

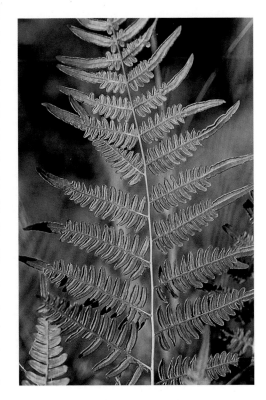

基部较宽，对称，先端尾状，小羽片与下部羽片的裂片同形，部分小羽片的下部具 1～3 对浅裂片或边缘具波状圆齿。叶脉稠密，仅背面明显。叶干后近革质或革质，暗绿色，腹面无毛，背面在裂片主脉上多少被棕色或灰白色的疏毛或近无毛。叶轴及羽轴均光滑，小羽轴腹面光滑，背面被疏毛，各回羽轴腹面均有深纵沟 1 条，沟内无毛。

【药用】全株均可入药，祛风湿、利尿、解热，又可作驱虫剂。

【食用】食用部分为嫩叶（拳卷叶），即未展开的幼叶，称为蕨菜。鲜蕨菜先用水煮熟后用草木灰水浸泡，再用凉水浸泡 1～2 日，其间换水 2～4 次，可有效去除有害物质。炒猪肉或鸡肉（油、豆豉、辣椒、盐等）、烧、蒸、凉拌均宜，也可加工成干菜。从根状茎提取的淀粉称蕨粉，可加工成粉条食用。

【禁忌】本种含有致癌物质"原蕨苷"，该物质在人体代谢过程中形成的中间代谢物，能导致 DNA 分子受损，从而诱发癌症。鲜蕨菜应在食用前用草木灰或碱水处理，或经过热烫及多次换水的工艺处理方可食用，由于原蕨苷遇热易挥发和具有水溶性，此工艺可降低原蕨苷的含量。因此宜少量食用，切忌长年大量食用。注意预处理方法，合理控制食用总量和频率。

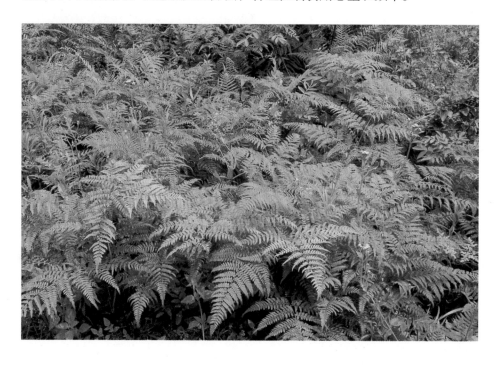

乌毛蕨科 Blechnaceae

乌毛蕨

Blechnum orientale Linn.

【别名】龙船蕨、蕨菜。

【生境】生长于海拔 300 ～ 800m 的山坡灌丛中或疏林下。

【分布】广东、海南、广西、福建、西藏（墨脱）、四川、重庆、云南、贵州、湖南、江西、浙江及我国台湾地区；印度、斯里兰卡、东南亚、日本及波利尼西亚也有分布。

【形态特征】多年生草本，高 50 ～ 200cm。根状茎直立，粗短，木质，黑褐色，先端及叶柄下部密被鳞片。叶簇生于根状茎顶端；柄长 3 ～ 70cm，粗 3 ～ 10mm，坚硬，基部往往为黑褐色，向上为棕禾秆色或棕绿色，无毛；叶片卵状披针形，长可达 100cm，宽 20 ～ 60cm，一回羽状；羽片多数，二形，互生，无柄，下部羽片不育，极度缩小为圆耳形，彼此远离，向上羽片突然伸长，疏离，可育，至中上部羽片最长，斜展，线形或线状披针形，长 10 ～ 30cm，宽 5 ～ 18mm，先端长渐尖或尾状渐尖，基部圆楔形，下侧往往与叶轴合生，全缘或呈微波状，上部羽片向上逐渐缩短，基部与叶轴合生并沿叶轴下延，顶生羽片及其下侧生羽片同形，但长于其下侧生羽片。叶脉腹面明显，主脉两面均隆起，小脉分离，单一或二叉，斜展或近平展，平行，密接。叶近革质，干后棕色，无毛；叶轴粗壮，棕禾秆色，无毛。孢子囊群线形，连续，紧靠主脉两侧，与主脉平行，仅线形或线状披针形的羽片可育（通常羽片上部不育）；囊群盖线形，开向主脉，宿存。

【药用】全草药用。味淡，性凉。清热利湿，解毒止痢，凉血止血。治痢疾、胃肠炎、肝炎、泌尿系统感染、感冒发热、咽喉肿痛、白带、崩漏、农药中毒。用量 15 ～ 30g。外用治外伤出血及烧、烫伤。外用适量鲜品捣烂敷患处。

【食用】食用部分为嫩茎叶（拳卷叶），即未展开的幼叶。富含蛋白质、氨基酸、矿物质，特别是维生素 C 的含量较高，100g 鲜乌毛蕨嫩叶的维生素 C 含量高达 130mg，经焯水 10min 再浸泡 24h 后，维生素 C 含量仍达 90mg。广东北部和东部民间有食用乌毛蕨的习惯，通常用水煮熟，再用凉水浸泡 1～2 日，其间换水 2～3 次，去除异味和生物碱后作蔬菜食用。民间常与肉和辣椒炒食，该菜味微苦甘，嫩滑爽口，也可加工成干菜。

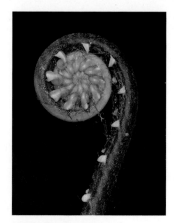

【禁忌】老人少食。

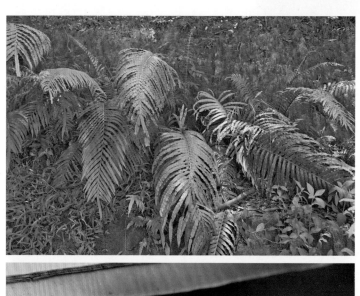

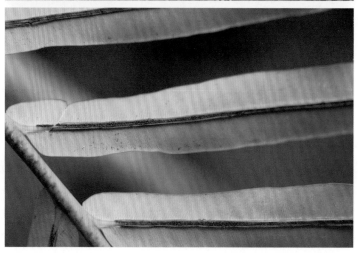

裸子植物

银杏科 Ginkgoaceae

银杏
Ginkgo biloba Linn.

【别名】白果、公孙树、鸭脚子、鸭掌树。

【生境】生于海拔 500 ～ 1 000m、酸性（pH 值 5 ～ 5.5）黄壤、排水良好地带的天然林中，常与柳杉、榉树、蓝果树等针阔叶树种混生。

【分布】我国特有植物，仅浙江天目山有野生，全国广为栽种；朝鲜、日本及欧洲、美洲各国庭园有栽培。

【形态特征】大乔木，高可达 40m。大树皮呈深纵裂，灰褐色；枝近轮生，斜上伸。叶扇形，淡绿色，无毛，有多数叉状并列细脉，顶端宽 5 ～ 8cm，在短枝上常具波状缺刻，在长枝上常 2 裂，基部宽楔形；叶柄长 3 ～ 10cm，幼树及萌生枝上的叶常较大而深裂，或有时裂片再分裂，叶在一年生长枝上螺旋状散生，在短枝上 3 ～ 8 叶呈簇生状，秋季落叶前变为黄色。球花雌雄异株，单性，生于短枝顶端的鳞片状叶腋内，呈簇生状；雄球花菜荑花序状，下垂，具短梗；雌球花具长梗，梗端常分叉或不分叉，每叉顶生一盘状珠座，胚珠着生其上，通常仅一个叉端的胚珠发育成种子。种子椭圆形、近球形、长倒卵形或卵圆形，外种皮肉质，熟时黄色或橙黄色，表面被白粉，具臭味；中种皮白色，骨质；内种皮膜质，淡红褐色；胚乳肉质，味甘略苦。花期 3—4 月，种子 9—10 月成熟。

【药用】种子、叶药用。味甘、苦、涩，性平，有小毒。种子杀虫，温肺益气，镇咳止喘，涩精，止带，抗利尿。种子治支气管哮喘、慢性气管炎、肺结核、尿频、遗精、白带；外敷主治疗疮。叶治冠状动脉粥样硬化性心脏病心绞痛、血清胆固醇过高症、痢疾、象皮肿。用量种子或叶 4.5 ～ 9g。

附方：

治慢性气管炎：银杏果 250mg，地龙、黄芩素各 150mg（每片含量）。加适量淀粉，制粒，压片。每次服 5 片，每日 2 次，早晚空腹服用。10 日为一个疗程，中间休息 5 日。

治肺结核：秋后采嫩银杏（带肉质外种皮）浸入菜油中 100 日，即为油浸白果。每次服 1 粒，每日 3 次，连服 30～100 日。

治冠状动脉粥样硬化性心脏病心绞痛：①舒血宁片，每片含银杏叶总黄酮量约 2mg，每次舌下含服 1～2 片，每日 3 次。②复方银杏片，银杏叶、何首乌、钩藤各 4.5g，制成片剂，为 1 日量。③舒血宁注射液，每 2ml 含银杏叶黄酮苷元 0.3mg 及聚乙二醇 30%。肌内注射，每次 4ml，每日 1 次，疗程 6～10 周。

治血清胆固醇过高症：银杏叶提取主要成分黄酮，制成糖衣片，每片含黄酮 1.14mg。每次服 4 片，每日 3 次。

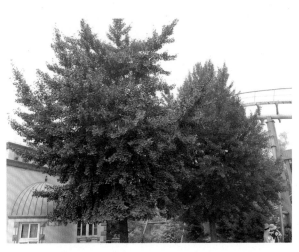

治小儿肠炎：银杏干叶 3～9g，加水 2 碗，煎成 1 碗，擦洗小儿脚心、手心、心口（巨阙穴周围），严重者擦洗头顶。每日 2 次。

【食用】干燥种子，可与肉煮食、煮粥或制作成饼干等。

白果曲奇饼干：白果粉添加量 25g，糖霜添加量 20g，细砂糖添加量 30g，蛋液添加量 35g，黄油添加量 65g，焙烤温度为底火 160℃，面火 180℃，焙烤时间 17min。有轻微白果味，甜而不腻，口感酥脆，既有曲奇饼干的风味，又具有白果的营养价值。

腐竹白果粥：白果 12g，腐竹 50g，大米（非糯米，粳米更佳）100g。将白果去除外壳，腐竹泡发，大米洗净，将以上几种材料同煮至稠粥。每日 1 次，空腹食用。具有养胃、清肺热、固肾气的功效，适用于脾虚带下等。

白果鸡丁：嫩鸡肉 500～1 000g，白果 200g，鸡蛋清 50g，精盐 3g，白糖 3g，黄酒 3ml，味精 2g，淀粉 10g，麻油 3ml，葱段 15g，猪油 500ml，鲜汤 50ml。白果去硬壳，下热油锅内爆至六成熟时捞出，剥去薄衣，洗净备

用。将鸡肉切成约 1.2cm 大小的肉丁，放入碗内，加蛋清、精盐、淀粉拌和
上浆。热锅，放猪油烧至六成热时，将鸡丁入锅炒散，再放白果炒至鸡肉熟
后，捞出沥去油。原锅内留猪油 25ml，放葱段开锅，随即烹黄酒，加汤、精
盐、味精、白糖，翻炒，用淀粉勾芡，推匀后淋上麻油，再翻炒，起锅装盘，
佐餐食用。具有敛肺定喘、止浊止带、止咳化痰的功效。适用于哮喘、痰嗽、
白带、白浊、遗精、淋病、小便频数等。

【禁忌】本种外种皮含有毒成分白果酸、氢化白果酸、氢化白果亚酸、白
果酚及白果醇，禁止生食，每次食用量不宜过大。

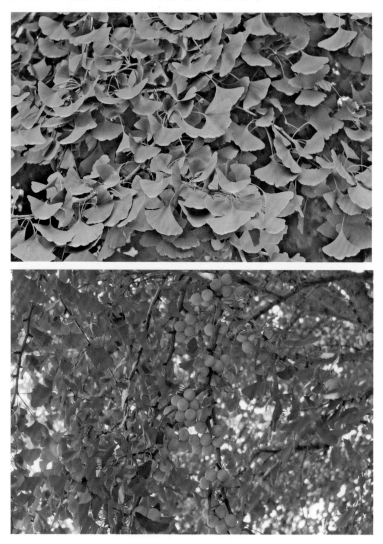

被子植物

八角科 Illiciaceae

八角
Illicium verum Hook. f.

【别名】大茴香、八角茴香、唛角。

【生境】野生或栽培；多生于温暖、湿润的山谷中。

【分布】广东、广西、福建、贵州、云南等地。

【形态特征】乔木，高 10～15m。叶在枝顶端 3～6 片近轮生或松散簇生，革质，倒卵状椭圆形、倒披针形或椭圆形；在阳光下可见透明油点。花粉红色至深红色，单生于叶腋或近顶生。聚合果，直径 3.5～4cm，饱满平直，蓇葖多为 8，呈八角形，长 14～20mm，宽 7～12mm，厚 3～6mm，先端钝或钝尖，果梗长 20～56mm。正糙果 3—5 月开花，9—10 月果熟；春糙果 8—10 月开花，翌年 3—4 月果熟。

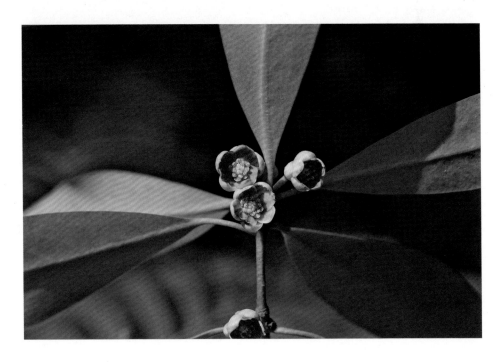

【药用】干燥果实入药。味辛、甘，性温，气香。祛风镇痛，化痰止咳，健胃，止呕。治呕吐、腹胀、腹痛、疝气痛。用量 3 ～ 6g。

【食用】干燥的果实为著名的调味香料，味香甜。果皮、种子、叶都含芳香油，八角茴香油是制造化妆品、甜香酒、啤酒和食品工业的重要原料。

【禁忌】八角和本属其他野生种类的果近似，但多数种类具有剧毒，中毒后严重者导致死亡。有毒的野八角蓇葖果发育通常不规则，常不为八角形，形体与栽培八角不同，果皮外表皱缩，每一蓇葖的顶端尖锐，常有尖头，弯曲，果非八角那样甜香味，或为味淡，麻舌或微酸麻辣，或微苦不适。

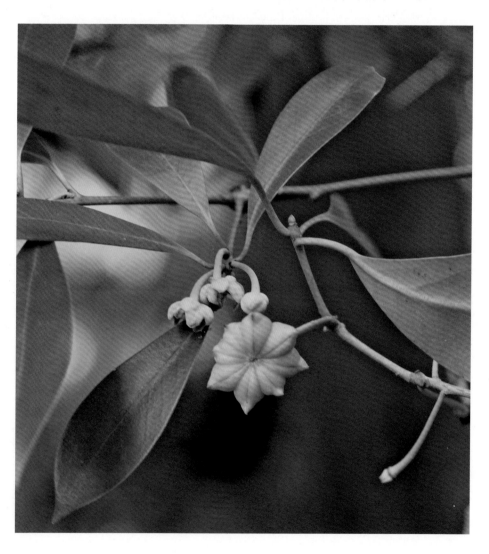

番荔枝科 Annonaceae

番荔枝
Annona squamosa Linn.

【别名】林檎、唛螺陀、洋波罗。

【生境】栽培于土层深厚、肥沃、排水良好的地方。

【分布】原产热带美洲；我国浙江、台湾、福建、广东、广西和云南等地均有栽培。现全球热带地区有栽培。

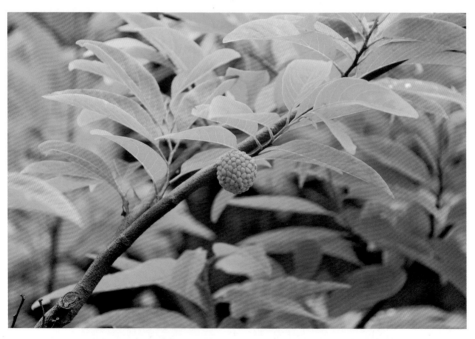

【形态特征】落叶小乔木，高3～5m；树皮灰白色。叶薄纸质，排成两列，椭圆状披针形，或长圆形，叶背苍白绿色，初时被微毛，后变无毛。花单生或2～4朵聚生于枝顶或与叶对生，长约2cm，青黄色，下垂；花萼片三角形，被微毛；外轮花瓣狭而厚，肉质，长圆形，顶端急尖，被微毛，镊合状排列，内轮花瓣极小，退化成鳞片状；雄蕊长圆形，药隔宽，顶端近截形；心皮长圆形，无毛，柱头卵状披针形，每心皮有胚珠 1 颗。果实为聚合浆果，由多数圆形或椭圆形的成熟心皮微相连组成，易于分开，圆球状或心状圆锥形，直径 5 ～ 10cm，黄绿色，外面被白色粉霜。花期 5—6 月，果期 6—11 月。

【药用】根、叶、果实药用。味甘，性寒。清热解毒，止泻。根治急性赤痢，叶治小儿脱肛，果实治恶疮肿痛。

【食用】果肉食用，为热带地区著名水果，和荔枝、菠萝、杧果、山竹并称为世界五大热带名果，其外形酷似荔枝，故名"番荔枝"，含蛋白质 2.34%，脂肪 0.3%，糖类 20.42%；种子含油量达 20%。果肉细嫩香美，柔滑如奶脂，风味独特，可作餐后甜点，美味可口，甜中略带酸味；亦可将果肉（去除种子）同牛奶混合后制备冷饮料，或添加到冰激凌中。目前市场上有"凤梨释迦"等优良品种。

【禁忌】种子有毒，味苦，不可食用，果实在食用前应去除种子。

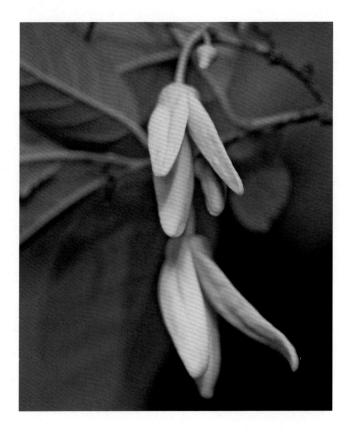

樟科 Lauraceae

肉桂
Cinnamomum cassia Presl

【别名】玉桂、桂皮、桂枝、牡桂、菌桂、筒桂。

【生境】栽培于山林中。

【分布】我国广东、香港、海南、广西、云南、福建、台湾及亚洲热带地区广为栽培。

【形态特征】常绿乔木。叶互生或近对生，长椭圆形至近披针形，长8.5～16.5cm，宽4～7.5cm，顶端稍急尖，基部急尖，革质，边缘软骨质，内卷，腹面绿色，有光泽，无毛，背面淡绿色，疏被黄色短茸毛，离基三出脉，中脉于叶面凹陷；叶柄粗壮，长1～2cm，腹面平坦或下部略具槽，被黄色短茸毛。圆锥花序腋生或近顶生，长8～16.5cm；花白色，长约4.5mm；花梗长3～7mm，被黄褐色短茸毛；花被内外两面密被黄褐色短茸毛，花被筒倒锥形，长约2mm；可育雄蕊9枚，花丝被柔毛，第一、二轮雄蕊长约2.3mm，花丝扁平，长约1.4mm，花药卵圆状长圆形，长约0.9mm，顶端截平，药室4，室均内向，第三轮雄蕊长约2.7mm，花丝扁平，长约1.9mm，上方1/3处有一对圆

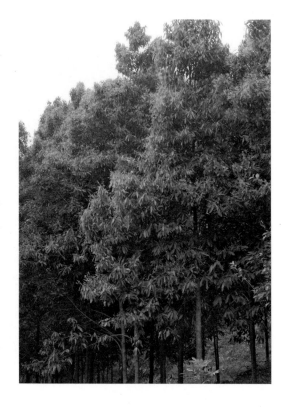

状肾形腺体，花药卵圆状长圆形；退化雄蕊 3 枚，位于最内轮；子房卵球形，长约 1.7mm，无毛；花柱纤细，与子房等长，柱头不明显。果椭圆形，长约 1cm，宽 7～8mm，成熟时黑紫色，无毛；果托浅杯状，长 4mm，顶端宽达 7mm，边缘截平或略具齿裂。花期 6—8 月，果期 10—12 月。

【药用】树皮、嫩枝及果实药用，晒干备用。味辛、甘，性温、热，气芳香。温中补肾，散寒止痛。治胃腹冷痛、虚寒泄泻、肾阳不足、寒痹腰痛、肺寒喘咳。用量 1～4.5g。阴虚、实热及孕妇忌服。

附方：

治胃腹冷痛、虚寒泄泻：肉桂 1.5～3g，研末，温开水送服。

治肾虚喘咳、遗尿、尿频：肉桂、熟附子、泽泻、丹皮各 3g，熟地黄 12g，山茱萸、山药、茯苓各 6g。水煎服，或制成丸剂，每日 2 次，每次 9g。

【食用】树皮和叶为食品调料，可为肉类去除膻味。叶全年可采摘，树皮春、秋各采 1 次。

【禁忌】阴虚火旺者忌服，孕妇慎用。

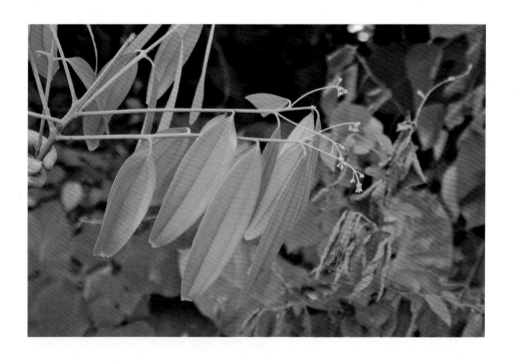

睡莲科 Nymphaeaceae

芡实

Euryale ferox Salisb. ex Konig & Sims

【别名】芡、肇实、鸡头米、鸡头莲、鸡头荷、刺莲藕、假莲藕。

【生境】生于池塘、沼泽中。

【分布】我国南北各省均产，野生或栽培；日本、印度也有分布。

【形态特征】一年生大型水生草本。沉水叶箭形或椭圆肾形，长 4～10cm，无刺；叶柄无刺；浮水叶椭圆肾形至圆形，直径 10～150cm，盾状，有或无弯缺，全缘，背面带紫色，有短柔毛，两面均在叶脉分枝处具锐刺；叶柄及花梗长可达 25cm，粗壮，皆有硬刺。花长约 5cm；萼片披针形，外面密生稍弯硬刺，内面紫色；花瓣矩圆披针形或披针形，长 1.5～2cm，紫红色，数轮排列，向内渐变成雄蕊；无花柱，柱头红色，呈凹入的柱头盘。浆果呈球形，直径 3～5cm，污紫红色，外面密生硬刺；种子球形，黑色，直径约 1cm。花期 7—8 月，果期 8—9 月。

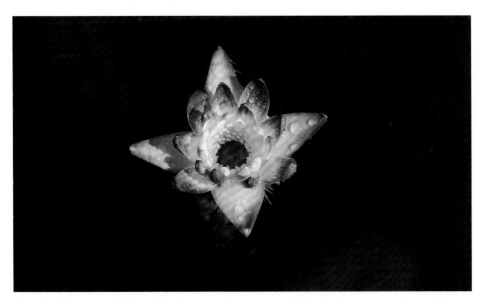

【药用】种子药用，洗净晒干，磨开硬壳取净仁，晒干备用。味甘、涩，性平。益肾涩精，补脾止泻。治脾虚腹泻、遗精、滑精、尿频、遗尿、白带。用量 6～12g。

附方：

治脾虚腹泻：芡实、莲子肉、白术各 12g，党参 15g，茯苓 9g。共研细粉，每次服 3～6g，每日 2～3 次。

治遗精、滑精：芡实、枸杞子各 12g，补骨脂、韭菜籽各 9g，牡蛎 24g（先煎）。水煎服。

治白带：①芡实 15g，海螵蛸 12g，菟丝子 24g。水煎服。②炒芡实、炒山药各 30g，盐黄柏、车前子各 9g，白果 6g。水煎服。每日 1 剂。

【食用】芡实作为一种药食兼用的植物，营养价值较高，含有丰富的蛋白质、氨基酸、维生素等以及较多具有保健功能的活性成分。芡实主要以种仁供食用，其叶柄和花梗亦作蔬菜炒食。

郭玲玲和付天祎（2017）报道芡实制成的食品主要有芡实粮油制品、芡实乳制品和芡实饮品三大类。芡实中的碳水化合物含量为 72.1%～77.6%，其中淀粉占 70.0%～80.0%，是用于勾芡的"芡粉"的最初来源；含有 0.99% 的粗纤维，是较好的能量和膳食纤维来源；蛋白质中氨基酸种类较多，其中亚油酸含量较多；富含多种维生素，其中维生素 C 含量达 50mg/kg；含有丰富的矿物质，可作为功能性食品的原料。芡实种仁中还含有抗氧化活性物质，具有良好的抗氧化作用。

维生素 B_1、维生素 B_2 和维生素 B_6 分别为 6mg/kg、1mg/kg、0.3mg/kg，食用芡实可以缓解部分由于维生素缺乏而引起的多种疾病。

芡实粥：芡实 120g，糯米 120g。将芡实捣碎、洗净，再将糯米洗净，一起放入锅内，加水煮烂即可。早晚餐食用。具有补肾固精、健脾止泻的功效。适宜肾虚遗精、气虚自汗、脾虚泄泻的患者食用。

芡实莲子银耳粥：芡实 5g，莲子 25g，银耳 25g，山药 15g，粳米 30g，小米 30g。将上述材料洗净，放入锅中，加水煮烂即可。早晚餐食用，具有健脾止泻功效。适用于脾虚泄泻、食欲不振、消化不良、体弱乏力等。

芡实茯苓糕：芡实 15g，茯苓 8g，山药 15g，莲子（去芯）15g，粳米 800g，白糖 350g。将芡实、茯苓、山药、莲子、粳米分别碾成粉放入盆内并加入白糖，搅拌均匀，加入适量清水揉成团状并做成糕，放入蒸笼用大火蒸约 60min 熟透即可，作点心食用。具有补虚损、益脾胃功效。适用于脾虚久泻、肾亏遗精、小便不禁、白带过多等。

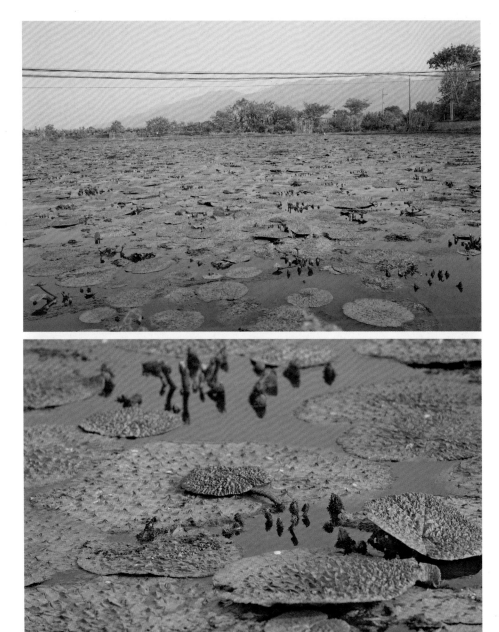

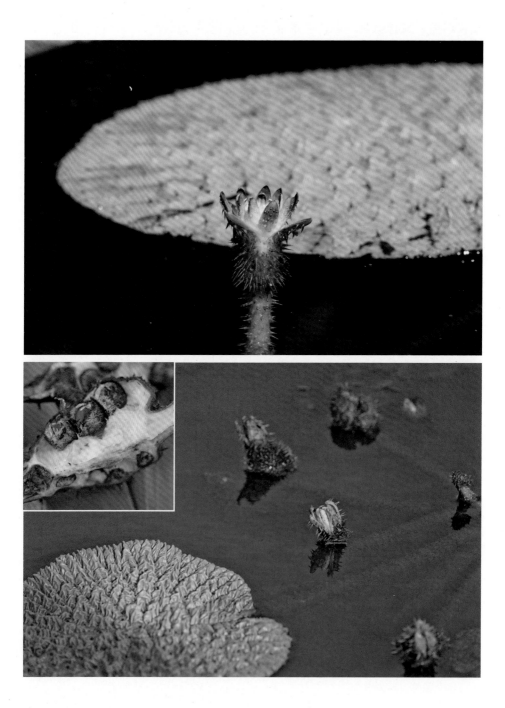

莲

Nelumbo nucifera **Gaertn.**

【别名】藕、莲藕、荷花、菡萏、芙蓉、芙蕖、莲花。

【生境】生于或栽培在池塘或水田内。

【分布】我国南北各省；俄罗斯、朝鲜、日本及亚洲南部和大洋洲均有分布。

【形态特征】多年生水生草本；根状茎横生，肥厚，节间膨大，内有多数纵行通气孔道，节部缢缩，上生黑色鳞叶，下生须状不定根。叶圆形，盾状，直径 25～90cm，全缘稍呈波状，腹面光滑，具白粉；叶柄、花梗圆柱形，粗壮，中空，外面散生小刺。花直径 10～20cm，美丽，芳香；花瓣红色、粉红色或白色，矩圆状椭圆形至倒卵形，由外向内渐小，先端圆钝或微尖；花药条形，花丝细长，着生在花托之下；花柱极短，柱头顶生；花托（莲房）直径 5～10cm。坚果椭圆形或卵形，长 1.8～2.5cm，果皮革质，坚硬，熟时黑褐色；种子（莲子）卵形或椭圆形，种皮红色或白色。花期 6—8 月，果期 8—10 月。

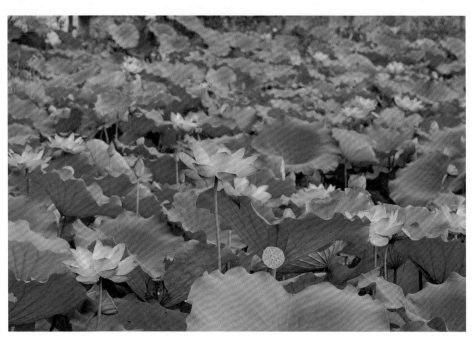

【药用】全株药用，莲子、莲心、莲房、莲须、荷叶、荷梗、荷花、藕、藕节。

莲子（莲果实的种子）：味甘、微涩，性平。健脾止泻，养心益肾。治脾虚腹泻、便溏、遗精、白带。用量 6 ～ 12g。

莲心（莲子中间绿色的胚）：味苦，性寒。清心火，降血压。治热病口渴、心烦失眠、高血压。用量 1.5 ～ 3g。

藕（莲的根状茎）：味甘，性寒。凉血散瘀，止渴除烦。治热病烦渴、咯血、衄血、吐血、便血，尿血。用量 250 ～ 500g，捣汁去渣分服，或煎浓汁服。

附方：

莲子治脾虚腹泻：莲子、茯苓、补骨脂、六曲各 9g，山药 15g。水煎服。

莲心治心烦不眠：莲心 3g，炒酸枣仁 12g，夜交藤 15g，茯神 12g。水煎服。

莲心治高血压：莲心 9g，远志 6g，酸枣仁 12g。水煎服。

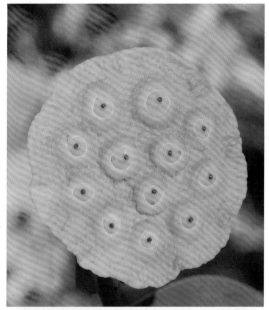

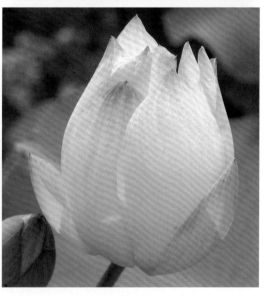

藕治胃出血：鲜藕汁、鲜萝卜汁各 20 ～ 30ml，调匀服下，每日 2 次，连服数日。

【食用】藕的营养较丰富，每 100g 中约含有蛋白质 1.9g，脂肪 0.2g，膳食纤维 1.2g，糖类 15.2g，维生素 B_1、维生素 B_2 及维生素 C、钙等。藕作蔬菜或提制淀粉（藕粉），在民间有多种多样的食法，如桂花糯米藕、红糖糯米藕、五花肉炒藕片、煎藕饼等。

藕味甘，生则性寒，具有消瘀清热、生津解渴、止血健胃、益气醒酒的功效，适用于热病引起的咯血、吐血、鼻出血及产后出血等。

鲜藕粥：鲜藕 200g，糯米 100g，红糖适量。将处理好的鲜藕切小块，洗干净的糯米及红糖一同入锅加水 1 000ml，用大火烧开，再转小火煮成稀粥。温热食用。具有健脾止咳、养心和血的功效。适用于脾肺两虚型慢性支气管炎。

【禁忌】鲜藕不宜生食，容易感染姜片虫病，容易引起腹痛、腹泻、消化不良等不适症状。

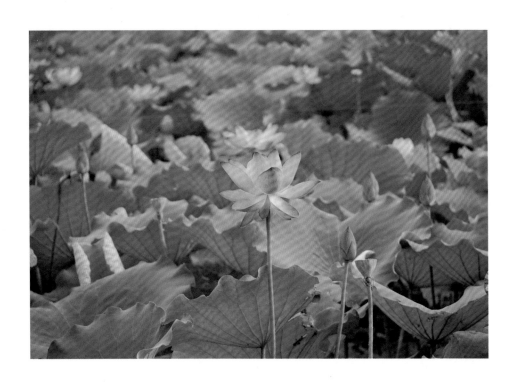

胡椒科 Piperaceae

胡椒

Piper nigrum Linn.

【别名】白胡椒、黑胡椒。

【生境】热带地区栽培。

【分布】原产东南亚，现广泛栽培于热带国家。海南、广东、广西、云南、福建及我国台湾均有引种栽培。

【形态特征】木质攀援藤本；茎、枝无毛，节膨大，常生细根。叶厚，近革质，阔卵形至卵状长圆形，偶有近圆形，长 10～15cm，顶端短尖，基部圆，常稍偏斜，两面均无毛；叶柄无毛，长 1～2cm；叶鞘延长，长常为叶柄之半。花杂性，通常雌雄同株；花序与叶对生，短于叶或与叶等长；总花梗与叶柄近等长，无毛；苞片匙状长圆形，与花序轴分离，狭长处与花序轴合生，仅边缘分离。浆果球形，无柄，直径 3～4mm，成熟时红色，未成熟时干后变黑色。花期 6—10 月。

【药用】果、根、茎、叶均可药用。味辛，性热。温中散寒，理气止痛。治胃寒呕吐、腹痛腹泻、慢性气管炎、哮喘。用量（干果实）1.5～4.5g；散剂 1～1.5g。

附方：

治胃寒痛：干胡椒 2g，猪肚 1 个，将猪肚洗净，并将捣碎的胡椒放入猪肚中，用温火煮 2～3h，连汤带肉一起食用。

治疟疾：胡椒粉 0.9g，小膏药 1 张。把胡椒粉撒在膏药上，于发作前 2h，在第三胸椎或大椎穴处用针浅刺数下，然后把膏药贴上，一般贴 1～3 日取下。

【食用】果实主要含胡椒碱和少量胡椒挥发油，用于调味，亦作胃寒药，能温胃散寒、健胃止吐，服少量能增进食欲，过量则刺激胃黏膜引起充血性炎症。

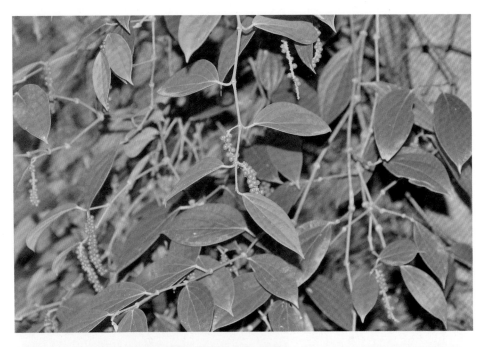

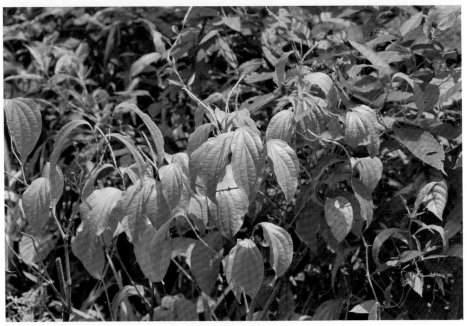

假蒟

Piper sarmentosum Roxb.

【别名】蛤蒟。

【生境】生于林下或村旁湿地上。

【分布】广东、广西、福建、云南、贵州及西藏（墨脱）；印度、越南、马来西亚、菲律宾、印度尼西亚、巴布亚新几内亚。

【形态特征】多年生、匍匐、逐节生根草本；小枝近直立，无毛或幼时被极细短柔毛。叶近膜质，有细腺点，下部的叶阔卵形或近圆形，长可达14cm，宽可达13cm，顶端短尖，基部心形或稀有截平，两侧近相等，腹面无毛，背面沿脉上被极细的粉状短柔毛；叶脉7条，干时呈苍白色，背面显著凸起；上部的叶小，卵形或卵状披针形，基部浅心形、圆、截平或稀有渐狭。花单性，雌雄异株，聚集成与叶对生的穗状花序。花期4—11月。

【药用】全草药用。味辛，性温。祛风利湿，消肿止痛。治胃腹寒痛、风寒咳嗽、水肿、疟疾、牙痛、风湿骨痛、跌打损伤。用量全草15～30g，果实1.5～3g。

附方：

治腹胀、食欲不振：假蒟果1.5～3g。水煎服。

治牙痛（龋齿）：假蒟根15g，水煎浓汁含漱。

【食用】嫩叶可食用，富含维生素、蛋白质、氨基酸和矿质元素，尤其是钙、铁、锌、锰和锶的含量很

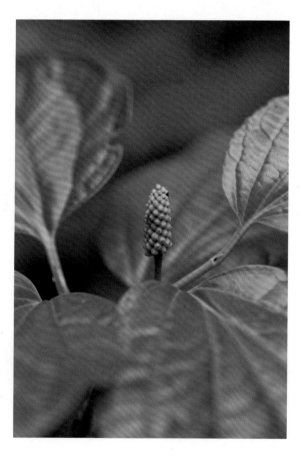

高。叶炒肉或作调料，民间用其叶片作为蔬菜食用，可与紫苏叶媲美。西南地区少数民族常用嫩叶包牛肉馅用炭火烤，味美可口。常见菜肴有假蒟叶肉碎煎蛋角、假蒟叶煎蛋等。

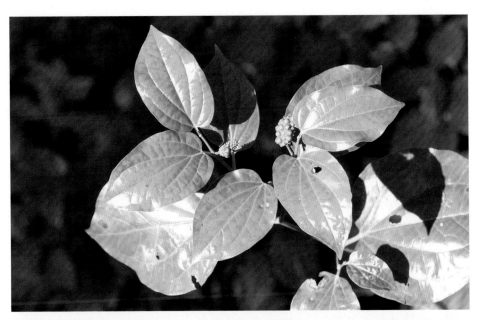

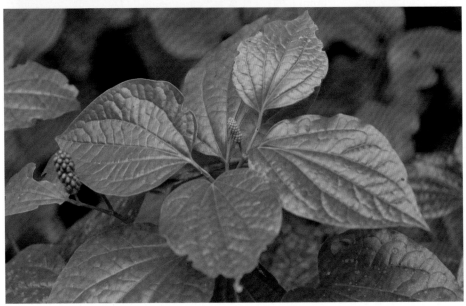

三白草科 Saururaceae

鱼腥草

Houttuynia cordata Thunb.

【别名】蕺菜、狗贴耳、侧耳根、侧儿根。

【生境】生于沟边、溪边或林下湿地上。

【分布】我国中部、东南至西南部各省（区），东起我国台湾，西南至云南、西藏，北达陕西、甘肃。亚洲东部和东南部广布。

【形态特征】多年生草本，高 30～60cm；茎下部伏地，节上轮生小根，上部直立，无毛或节上被毛，有时带紫红色。叶薄纸质，有腺点，背面尤甚，卵形或阔卵形，长 4～9cm，宽 2.5～6cm，顶端短渐尖，基部心形，两面有时除叶脉被毛外其余均无毛，背面常呈紫红色；叶脉 5～7 条，全部基出或最内 1 对离基约 5mm 的中脉发出，如为 7 脉时，则最外 1 对很纤细或不明显；叶柄长 1～3.5cm，无毛；托叶膜质，长 1～2.5cm，顶端钝，下部与叶柄合生而成长 8～20mm 的鞘，且常有缘毛，基部扩大，略抱茎。花序长约 2cm，宽 5～6mm；总花梗长 1.5～3cm，无毛；总苞片长圆形或倒卵形，长 10～15mm，顶端钝圆；雄蕊长于子房，花丝长为花药的 3 倍。蒴果长 2～3mm，顶端有宿存的花柱。花期 4—7 月。

【药用】全草药用。味酸、辛、性凉，有小毒。清热解毒，利水消肿。治扁桃体炎、肺脓肿、肺炎、气管炎、泌尿系统感染、肾炎水肿、肠炎、痢疾、乳腺炎、蜂窝组织炎、中耳炎。外用治痈疖肿毒、毒蛇咬伤。用量 15～30g。外用适量鲜品捣烂敷患处。

附方：

治细菌性肺炎：鲜鱼腥草、鸭跖草、半枝莲各 30g，野荞麦根、虎杖各 15g。水煎服。服药后 2 日内退热，对某些抗生素治疗无效的肺炎患者有较好的疗效，但个别会有剧烈的胃肠道反应。

治慢性气管炎：鲜鱼腥草 30g，虎杖 9g，胡颓子叶 15g。先将虎杖、胡颓子叶加水约 500ml，煮沸 4h 后，加入鱼腥草再煮沸 1h，得药液 90～100ml，过滤，加白糖适量调味。每日服 2～3 次，10 日为 1 个疗程。

治小儿腹泻：鱼腥草 15g，炒山药 6g，炒白术 4.5g，茯苓 6g。水煎服，每日 1 剂。

治子宫颈糜烂：鱼腥草蒸馏液。用 10% 呋喃西林溶液清洗阴道及宫颈分泌物后，以消毒后的阴道塞球或大棉球（棉球系一粗线，以便患者自己拉出），蘸鱼腥草蒸馏液，塞入子宫颈处，24h 后再换药，10 次为 1 个疗程。

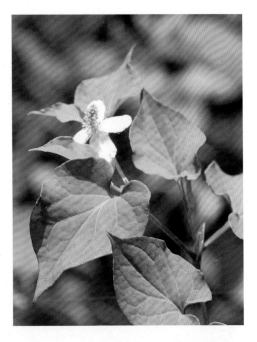

【食用】民间传统野菜，鱼腥草全株可以食用，可生食也可熟食。将鱼腥草洗干净之后切段凉拌、煮汤、炖肉、煮粥、熬汤、炒菜、泡茶等。

【禁忌】鱼腥草有小毒，不宜大量食用。

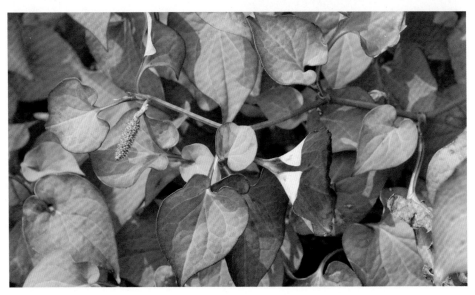

马齿苋科 Portulacaceae

马齿苋
Portulaca oleracea Linn.

【别名】马苋、五行草、长命菜、五方草、瓜子菜、马齿草、马苋菜、蚂蚱菜、马齿菜、五行菜、猪肥菜。

【生境】生性强健，喜肥沃土壤，耐旱亦耐涝，生于菜园、农田、路旁，为田间常见杂草。

【分布】我国南北各地均产；广布全世界温带和热带地区。

【形态特征】一年生草本，全株无毛。茎平卧或斜倚，伏地铺散，多分枝，圆柱形，淡绿色或带暗红色。叶互生，有时近对生，叶片扁平，肉质，倒卵形，形如马齿状，顶端圆钝或平截，有时微凹，基部楔形，全缘，腹面暗绿色，背面淡绿色或带暗红色。花无梗，常 3 ～ 5 朵簇生枝端，午时盛开；

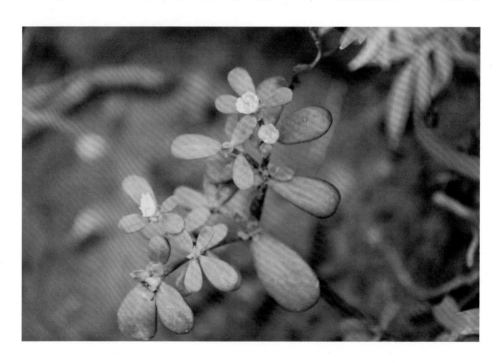

花瓣黄色，倒卵形，顶端微凹，基部合生。蒴果卵球形，盖裂。花期5—8月，果期6—9月。

【药用】全草药用。夏、秋采收，将全草晒干。味酸，性寒。有清热利湿、解毒消肿、消炎、止渴、利尿作用。治细菌性痢疾、急性胃肠炎、急性阑尾炎、乳腺炎、痔疮出血、白带。用量9～15g。外用治疗疮肿毒、湿疹、带状疱疹。

【食用】马齿苋含有人体必需的蛋白质、碳水化合物、脂肪、矿物质、胡萝卜素、核黄素、硫胺素等营养物质及多糖、黄酮、生物碱等活性成分。嫩茎叶可作蔬菜食用，马齿苋鲜品富含"草酸"，在食用前需要用沸水焯后捞出，洗去黏液才可食用，可炒食、凉拌、煮粥等，焯水后晒干还可与肉煮。目前市场上已有以马齿苋、香蕉、甘蔗和苹果等为原料开发出的复合饮料（洪佳敏等，2019）。

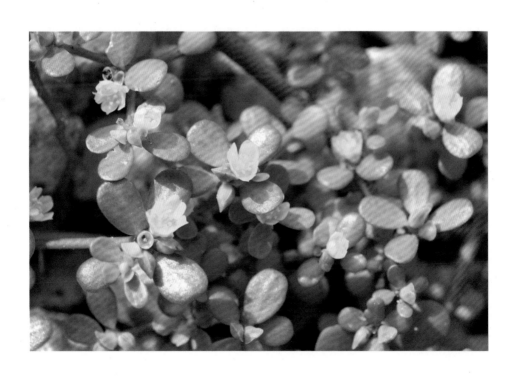

苋科 Amaranthaceae

刺苋
Amaranthus spinosus Linn.

【别名】笏苋菜、勒苋菜。

【生境】生于村旁、空旷荒芜地、路旁、草地。

【分布】陕西、河南、安徽、江苏、浙江、江西、湖南、湖北、四川、云南、贵州、广西、广东、福建及我国台湾；日本、印度、中南半岛、马来西亚、菲律宾、美洲等地有分布。

【形态特征】一年生草本，高 30～95cm；茎直立，圆柱形或钝棱形，多分枝，有纵条纹，绿色或带紫色，无毛或稍有柔毛。叶片菱状卵形或卵状披针形，长 3～11cm，宽 1～5.5cm，顶端圆钝，具微凸头，基部楔形，全缘，无毛或幼时沿叶脉稍有柔毛；叶柄长 1～7cm，无毛，在其旁有 2 刺，刺长 5～10mm。圆锥花序腋生及顶生，长 3～25cm，下部顶生花穗常全部为雄花；苞片在腋生花簇及顶生花穗的基部者变成尖锐直刺，长 5～15mm，在顶生花穗上部的苞片狭披针形，长 1.5mm，顶端急尖，具凸尖，中脉绿色；小苞片狭披针形，长约 1.5mm；花被片绿色，顶端急尖，具凸尖，边缘透明，中脉绿色或带紫色；雄花花被片矩圆形，长 2～2.5mm，雌花花被片矩圆状匙形，长 1.5mm；雄蕊花丝略和花被片等长或较短；柱头 3，有时 2。胞果矩圆形，长 1～1.2mm，中部以下不规则横裂，包裹在宿存花被片内。种子近球形，直径约 1mm，黑色或带棕黑色。花果期 7—11 月。

【药用】全草药用，晒干备用。味淡、甘，性凉。清热利湿，解毒消肿，凉血止血。治痢疾、肠炎、胃溃疡出血、十二指肠溃疡出血、痔疮便血。外用治毒蛇咬伤、皮肤湿疹、疖肿脓疡。用量 30～60g。外用适量鲜品捣烂敷患处。

附方：

治痢疾、肠炎：刺苋、旱莲草、凤尾草各 30g。水煎服。

治胃、十二指肠溃疡出血：刺苋根 30 ～ 60g，水煎 2 次分服；或用鲜刺苋根 250g，水煎，浓缩至 200ml，分 2 次服。

【食用】嫩茎叶作野菜食用，可煮汤、煮粥及炒食。

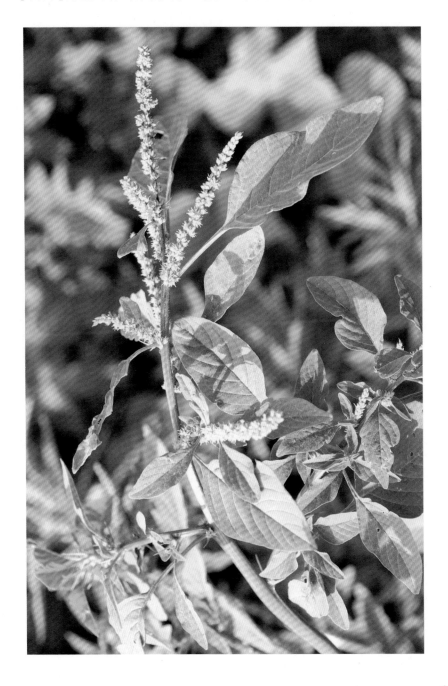

苋

Amaranthus tricolor Linn.

【别名】苋菜、雁来红、老少年、老来少、三色苋。

【生境】栽培或逸为野生。

【分布】原产印度，分布于亚洲南部、中亚、日本等地。

【形态特征】一年生草本，高80～150cm；茎粗壮，绿色或红色，常分枝，幼时有毛或无毛。叶片卵形、菱状卵形或披针形，长4～10cm，宽2～7cm，绿色、红色、紫色或黄色，顶端圆钝或尖凹，具凸尖，基部楔形，全缘或波状缘，无毛；叶柄长2～6cm，绿色或红色。花簇腋生，直到下部叶，或同时具顶生花簇，成下垂的穗状花序；花簇球形，直径5～15mm，雄花和雌花混生；苞片及小苞片卵状披针形，长2.5～3mm，透明，顶端有1长芒尖，背面具1绿色或红色隆起中脉；花被片矩圆形，长3～4mm，绿色或黄绿色，顶端有1长芒尖，背面具1绿色或紫色隆起中脉；雄蕊比花被片长或短。胞果卵状矩圆形，长2～2.5mm，环状横裂，包裹在宿存花被片内。

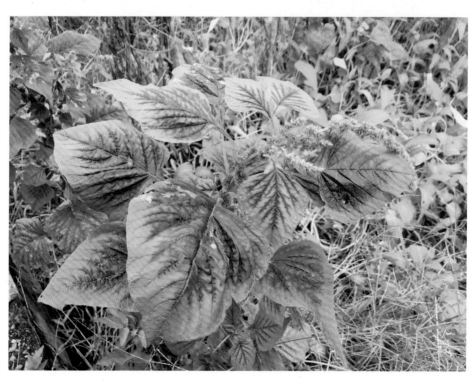

种子近圆形或倒卵形，直径约 1mm，黑色或黑棕色，边缘钝。花期 5—8 月，果期 7—9 月。

【药用】全草药用，晒干备用。味甘，性微寒。解毒，祛寒湿，利大小便。治红白痢、痔疮、疔疮肿毒。用量 30 ～ 60g。外用适量鲜品捣烂敷患处。

【食用】苋菜营养丰富，药食俱优。含有蛋白质、脂肪、碳水化合物、钙、磷、铁、钾、镁等微量元素，胡萝卜素、维生素 B_1、维生素 B_2、维生素 C、维生素 PP、食用纤维等。茎叶作为蔬菜，可炒食或煮汤，民间常有三丝苋菜汤、苋菜芙蓉蛋汤、苋菜豆腐脑汤、上汤皮蛋苋菜等菜品。

【禁忌】脾虚易泻或便溏者慎用。

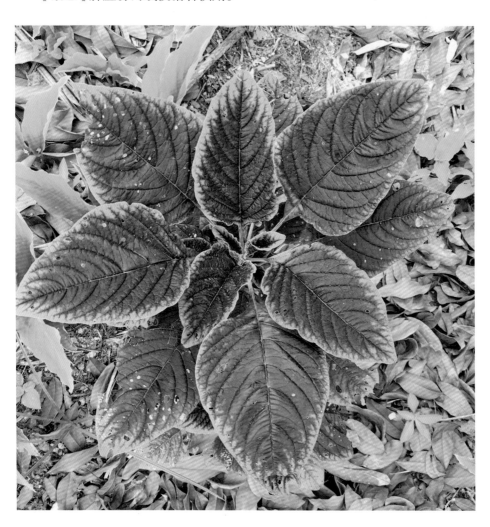

青葙

Celosia argentea Linn.

【别名】狗尾草、百日红、鸡冠花、野鸡冠花、指天笔、海南青葙。

【生境】生于旷野、田边、丘陵、山坡。

【分布】分布几遍全国；朝鲜、日本、俄罗斯、印度、越南、缅甸、泰国、菲律宾、马来西亚及非洲热带地区均有分布。

【形态特征】一年生草本。高 0.3～1m，全体无毛；茎直立，有分枝，绿色或红色，具明显条纹。叶片长圆披针形、披针形或披针状条形，少数卵状长圆形，长 5～8cm，宽 1～3cm，绿色常带红色，顶端急尖或渐尖，具小芒尖，基部渐狭；叶柄长 2～15mm，或无叶柄。花多数，密生，在茎端或枝端呈单一、无分枝的塔状或圆柱状穗状花序，长 3～10cm；苞片及小苞片披针形，长 3～4mm，白色，光亮，顶端渐尖，延长成细芒，具 1 中脉，在背部隆起；花被片矩圆状披针形，长 6～10mm，初为白色顶端带红色，或全部粉红色，后变为白色，顶端渐尖，具 1 中脉，在背面凸起；花丝长 5～6mm，分离部分长 2.5～3mm，花药紫色；子房有短柄，花柱紫色，长 3～5mm。胞果卵形，长 3～3.5mm，包裹在宿存花被片内。种子凸透镜状肾形，直径约 1.5mm。花期 5—8月，果期 6—10 月。

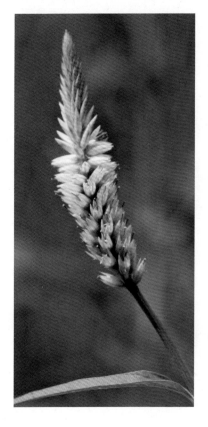

【药用】种子、茎、叶药用，晒干备用。种子味苦，性微寒。祛风明目，清肝火。茎、叶味淡，性凉。收敛，消炎。种子治目赤肿痛、视物不清、气管哮喘、胃肠炎。茎、叶治胃肠炎等。种子用量 3～9g；茎叶 15～25g。

【食用】嫩茎叶作野菜，采摘洗净焯水后漂去苦味，加调料炒食或凉拌。

落葵科 Basellaceae

落葵
Basella alba Linn.

【别名】潺菜、藤菜、木耳菜、胭脂豆、豆腐菜、胭脂菜、蓠芭菜、染绛子。

【生境】多生于村边、路旁、园地篱笆上。

【分布】原产热带非洲、亚洲。我国南北各地均有栽培或逸为野生。

【形态特征】一年生缠绕草质藤本。茎长可达数米，无毛，肉质，绿色或略带紫红色。叶片卵形或近圆形，长 3 ～ 9cm，宽 2 ～ 8cm，顶端渐尖，基部微心形或圆形，下延成柄，全缘，背面叶脉微凸起；叶柄长 1 ～ 3cm，上有凹槽。穗状花序腋生，长 3 ～ 20cm；苞片极小，早落；小苞片 2 枚，萼状，长圆形，宿存；花被片淡红色或淡紫色，卵状长圆形，全缘，顶端钝圆，

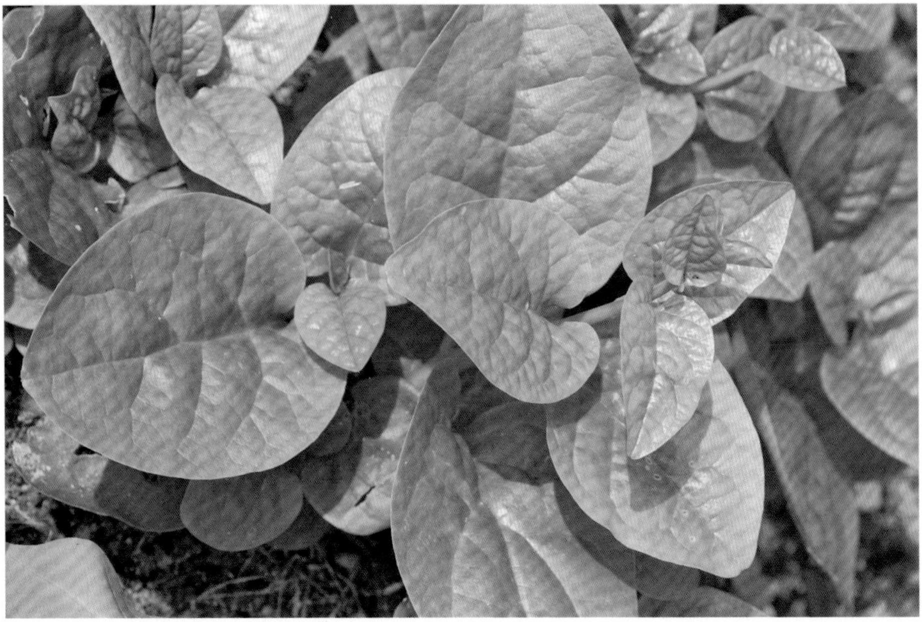

内折，下部白色，连合成筒；雄蕊着生花被筒口，花丝短，基部扁宽，白色，花药淡黄色；柱头椭圆形。果实球形，直径 5 ～ 6mm，红色至深红色或黑色，多汁液，外包宿存小苞片及花被。花期 5—9 月，果期 7—10 月。

【药用】全草药用，晒干备用。味甘、淡，性凉。清热解毒，接骨止痛。治阑尾炎、痢疾、大便秘结、膀胱炎。外用治骨折、跌打损伤、外伤出血及烧、烫伤。用量 30 ～ 60g。外用适量鲜品捣烂敷患处。花汁有清血解毒作用，能解痘毒，外敷治痈毒及乳头破裂。

【食用】落葵含有蛋白质和维生素等营养成分及钙、铁等多种元素，脂肪含量少，热量低，还具有降压、降胆固醇、清热解毒和缓解便秘等功效。果汁可作天然的食品着色剂。

落葵嫩叶及嫩梢洗净，可煮汤、炒食、涮火锅、凉拌或蒸等食法。铜盆豉汁蒸落葵，落葵嫩叶及嫩梢和调料拌匀（花生油、豆豉、姜片、蒜蓉、辣椒、精盐、白酒少许），放入铜盆，蒸 4 ～ 5min 取出即可食用。

【禁忌】脾胃虚寒和孕妇谨慎食用。

西番莲科 Passifloraceae

百香果
Passiflora edulis Sims

【别名】鸡蛋果、洋石榴、紫果西番莲。

【生境】生于山谷丛林中。

【分布】原产安的列斯群岛；广东、海南、福建、云南及我国台湾有栽培；现广植于热带和亚热带地区。

【形态特征】草质藤本，长 4～6m。茎具细条纹，无毛。叶纸质，基部楔形或心形，掌状 3 深裂，中间裂片卵形，两侧裂片卵状长圆形，裂片边缘有内弯腺尖细锯齿，无毛。聚伞花序退化仅存 1 花，与卷须对生；花芳香，直径约 4cm；花梗长约 4.5cm；苞片绿色，宽卵形或菱形，边缘有不规则细锯齿；萼片外面绿色，外面顶端具 1 角状附属器；花瓣 5 枚，与萼片等长。浆

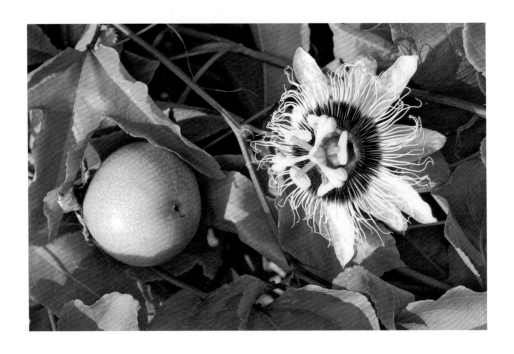

果卵球形，直径 3 ～ 5cm，无毛，熟时紫色（也有黄色的栽培品种）。花期 6 月，果期 11 月。

【药用】鲜果药用。味甘、酸，性平。清热解毒，镇痛安神。治痢疾、痛经、失眠等。用量 6 ～ 15g。

【食用】果可生食或作蔬菜。果瓤多汁液，加入重碳酸钙和糖，可制成芳香可口的饮料。种子榨油，可供食用、制皂和制油漆等。

民间以百香果为原料，开发出百香果酸甜排骨、百香果酸甜鱼、百香果冬瓜排骨汤等菜品。市场有各类以百香果为原料的复合饮料，还有如百香柿子果醋、百香果浓缩果汁、百香果茶、百香果酸奶、百香果果冻、百香果蛋糕、百香果饼干、百香果籽油等一系列食品。

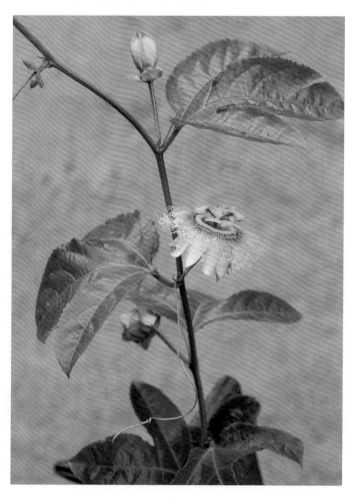

葫芦科 Cucurbitaceae

罗汉果

Siraitia grosvenorii（Swingle）C. Jeffrey ex A. M. Lu & Z. Y. Zhang

【别名】光果木鳖。

【生境】生于海拔 400 ～ 1 400m 的山坡林下及河边湿地、灌丛。

【分布】广西、贵州、湖南南部、广东和江西。

【形态特征】攀援草本；根多年生，肥大，纺锤形或近球形；茎、枝有棱沟，初被黄褐色柔毛和黑色疣状腺鳞，后毛渐脱落。叶柄长 3 ～ 10cm；叶片膜质，卵状心形、三角状卵形或阔卵状心形，先端渐尖或长渐尖，基部心形，弯缺半圆形或近圆形，深 2 ～ 3cm，宽 3 ～ 4.5cm，边缘微波状，有缘毛，叶面绿色，被稀疏柔毛和黑色疣状腺鳞，老后毛渐脱落变近无毛，叶背淡绿，

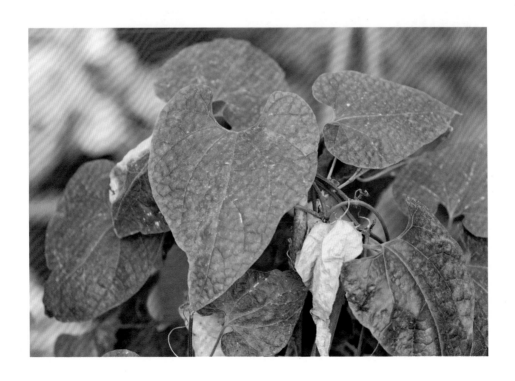

被短柔毛和混生黑色疣状腺鳞；卷须稍粗壮，2 歧，在分叉点上下同时旋卷。
雌雄异株。雄花序总状，6 ～ 10 朵花生于花序轴上部；花冠黄色，被黑色腺
点，裂片 5，长圆形，先端锐尖，常具 5 脉。雌花单生或 2 ～ 5 朵集生于总
梗顶端，总梗粗壮。果实球形或长圆形，长 6 ～ 11cm，直径 4 ～ 8cm，初密
生黄褐色茸毛和混生黑色腺鳞，老后渐脱落而仅在果梗着生处残存一圈茸毛，
果皮较薄，干后易脆。种子多数，淡黄色，近圆形或阔卵形，扁压状。花期
5—7 月，果期 7—9 月。

　　【药用】果实药用，晒干备用。味甘，性凉。清肺止咳，润肠通便。治急
性支气管炎、慢性支气管炎、急性扁桃体炎、慢性扁桃体炎、咽喉炎、急性
胃炎、大便秘结。用量 15 ～ 30g，开水泡服或水煎服。

　　【食用】果实味甘甜，甜度比蔗糖高 150 倍，有润肺、祛痰、消渴之效。
可煲汤、炖肉食用，也可作清凉饮料或煎汤代茶。

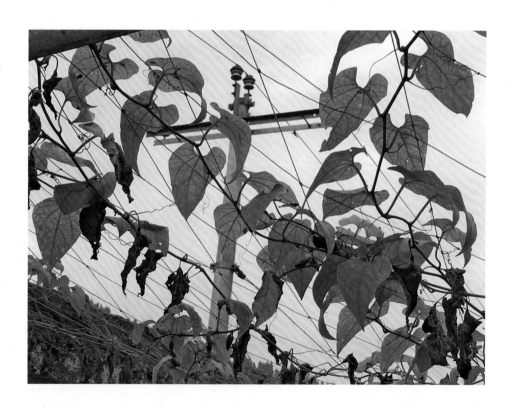

椴树科 Tiliaceae

布渣叶
Microcos paniculata Linn.

【别名】破布叶。

【生境】生于山谷、山坡林缘。

【分布】广东、广西、云南；中南半岛、印度及印度尼西亚有分布。

【形态特征】灌木或小乔木，高 3～12m，树皮粗糙；嫩枝有毛。叶薄革质，卵状长圆形，长 8～18cm，宽 4～7.5cm，先端渐尖，基部圆形，两面初时有极稀疏星状柔毛，后变秃净，三出脉的两侧脉从基部发出，向上行超过叶片中部，边缘有细钝齿。顶生圆锥花序被星状柔毛；花瓣长圆形，长 3～4mm，下半部有毛。核果近球形或倒卵形，长约 1cm。花期 6—7 月。

【药用】叶药用，晒干备用。味淡、微酸，性平。清暑，消食，化痰。治感冒、中暑、食滞、消化不良、腹泻。用量 15～50g，亦可配作凉茶用。

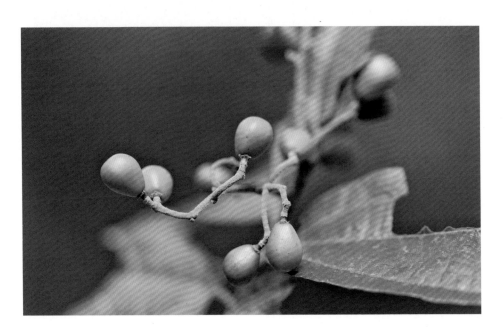

附方：

治消化不良，腹泻：布渣叶、番石榴叶、辣蓼各 18g。水煎服，每日 2 剂。重症适当配合补液及抗生素治疗。

治小儿秋季腹泻：布渣叶、云苓、淮山药各 12g，白术 6g，炒番石榴叶 9g，车前草 15g。热重加黄芩 6g；腹痛肠鸣加藿香 6g。配合补液、纠正酸碱平衡等对症治疗。

治小儿食欲不振，食滞腹痛：布渣叶、岗梅根、山楂、麦芽各 9g。水煎服。

【食用】布渣叶是著名凉茶"王老吉""加多宝"重要的原料之一，有"凉茶瑰宝"的美称。

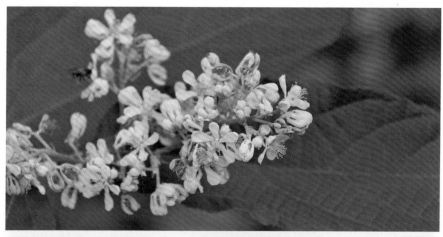

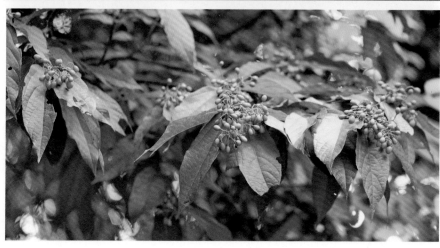

大戟科 Euphorbiaceae

余甘子
Phyllanthus emblica Linn.

【别名】油甘子、油甘、牛甘果、滇橄榄。

【生境】生于海拔 200 ～ 2 300m 的山地疏林、灌丛、荒地或山沟向阳处。

【分布】江西、福建、广东、海南、广西、四川、贵州、云南及我国台湾等地；印度、斯里兰卡、中南半岛、印度尼西亚、马来西亚和菲律宾等，南美亦有栽培。

【形态特征】乔木。树皮浅褐色；枝条具纵细条纹，被黄褐色短柔毛。叶片纸质至革质，二列，线状长圆形，长 8 ～ 20mm，宽 2 ～ 6mm，顶端截平或钝圆，有锐尖头或微凹，基部浅心形而稍偏斜，腹面绿色，背面浅绿色。多朵雄花和 1 朵雌花或全为雄花组成腋生的聚伞花序；萼片膜质，黄色。蒴

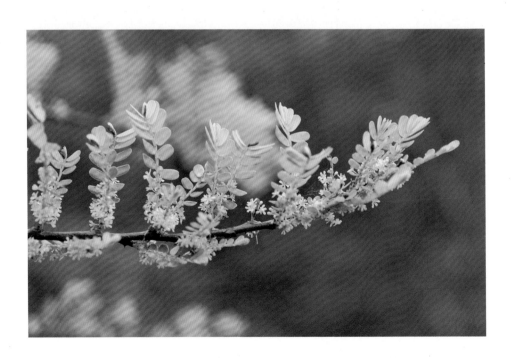

果呈核果状，圆球形，直径 1～1.3cm，外果皮肉质，绿白色或淡黄白色，内果皮硬壳质。花期4—6月，果期7—9月。

【药用】根、叶、果药用，晒干备用。果：味甘、微涩，性凉；清热利咽，润肺止咳。治感冒发热、咽喉痛、咳嗽、口干烦渴、牙痛、维生素C缺乏症。根：味淡、涩，性平；治高血压病、胃痛、肠炎、淋巴结结核。叶：味辛，性平；祛湿利尿。治水肿、皮肤湿疹。用量果 10～30个，根 15～30g，叶 9～18g。外用叶适量，煎水洗患处。

【食用】余甘子果实可食用，先酸涩后回甘，因而被称为"余甘"。富含多种营养成分，如矿物质、糖类、蛋白质、食用纤维、维生素A、维生素B_1、维生素C、胡萝卜素以及黄酮类和多种苷类化合物，其中维生素C含量极为丰富，是柑橘含量的100倍。以余甘子为原料开发有余甘子罐头、余甘子果酱、余甘子果冻、低糖余甘子果脯等食品和饮料。

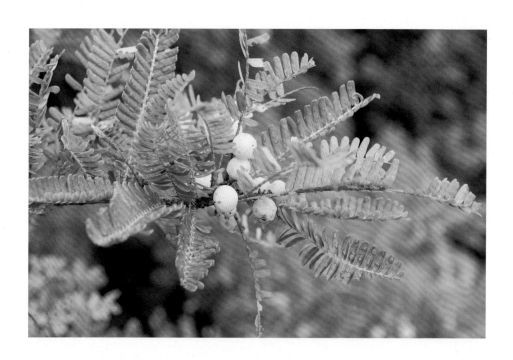

蝶形花科 Papilionaceae

大豆
Glycine max（Linn.）Merr.

【别名】菽、黄豆、毛豆、白豆。

【生境】栽培于土层深厚、肥沃、排水良好的地方。

【分布】原产我国。全国各地均有栽培，以东北最著名，亦广泛栽培于世界各地。

【形态特征】一年生草本，高 30～90cm。茎粗壮，直立，密被褐色长硬毛。叶通常具 3 小叶；叶柄幼嫩时散生疏柔毛或长硬毛；叶片纸质，宽卵形、近圆形或椭圆状披针形，顶生一枚较大，先端渐尖或近圆形，稀有钝形，具小尖凸，基部宽楔形或圆形，侧生小叶较小，斜卵形，通常两面散生糙毛或背面无毛。总状花序短的少花，长的多花；总花梗长 1～3.5cm 或更长，通常有 5～8 朵无柄、紧挤的花，植株下部的花有时单生或成对生于叶

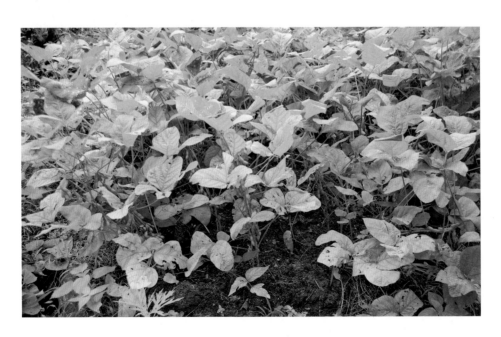

腋间；花紫色、淡紫色或白色。荚果肥大，长圆形，稍弯，下垂，黄绿色，长 4 ～ 7.5cm，密被褐黄色长毛；种子 2 ～ 5 粒，椭圆形、近球形，卵圆形至长圆形，种皮光滑，淡绿色、黄色、褐色和黑色等，因品种而异，种脐明显，椭圆形。花期 6—7 月，果期 7—9 月。

【药用】种子药用，发芽后晒干备用。味甘，性平。清热，除湿，解表。治暑湿发热、麻疹不透、胸闷不舒、骨节疼痛、水肿胀满。用量 9 ～ 30g。无湿热者忌用。

附方：

治急性肾炎：大豆 100g，鲫鱼 500g，炖服，每日 2 次，连服 7 日。

治妊娠水肿：大豆 100g，猪脚 500g，炖服，每日 2 次，连服 7 日。

治脾虚泄泻：大豆 100g，猪大肠 1 副，炖服。

治头发早白：大豆 100g，黑芝麻 50g，红枣 50g，炖服。

治肾虚腰痛、夜尿次数多：大豆 100g，置于猪小肚内炖服。

【食用】大豆为我国重要粮食及油料作物，含有丰富的蛋白质、不饱和脂肪酸和膳食纤维。其营养丰富、风味多样，可作酱、酱油和各种豆制食品"豆腐、腐竹、豆豉、豆浆、豆奶、豆干"等，是传统健康的食品，也是百姓餐桌上的常见食品。

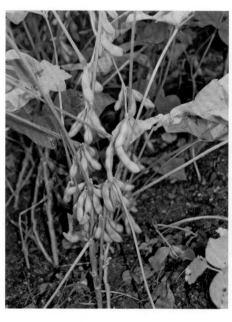
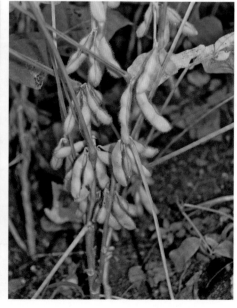

牛大力
Millettia speciosa Champ. ex Benth.

【别名】山莲藕、美丽崖豆藤、美丽鸡血藤、猪脚笠、倒吊金钟。

【生境】生于海拔 1 500m 以下的灌丛、疏林和旷野。

【分布】广东、海南、广西、福建、湖南、贵州、云南及我国香港地区；越南也有分布。

【形态特征】藤本，树皮褐色。小枝圆柱形，初被褐色茸毛，后渐脱落。羽状复叶长 15～25cm；叶柄长 3～4cm，叶轴被毛，腹面有沟；托叶披针形，长 3～5mm，宿存；小叶通常 6 对，硬纸质，长圆状披针形或椭圆状披针形，长 4～8cm，宽 2～3cm，先端钝圆，短尖，基部钝圆，边缘略反卷，腹面无毛，光亮，背面被锈色柔毛或无毛。圆锥花序腋生，常聚集枝梢成带叶的大型花序，长达 30cm，密被黄褐色茸毛，花 1～2 朵并生或单生密集于花序轴上部呈长尾状。花白色、米黄色至淡红色。荚果线状，伸长，长 10～15cm，宽 1～2cm，扁平，顶端狭尖，具喙，基部具短颈，密被褐色茸毛，果瓣木质，开裂，有种子 4～6 粒。花期 7—10 月，果期翌年 2 月。

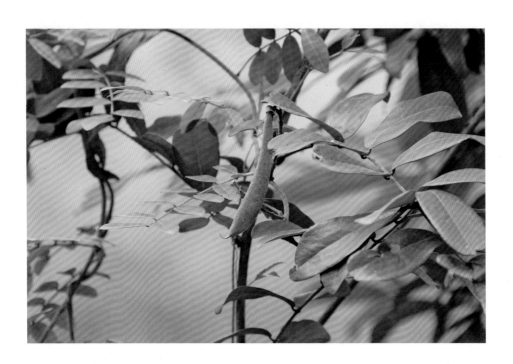

【药用】肉质块根药用，通常纵切或斜切成片，晒干备用。味甘，性平。补虚润肺，强筋活络。治腰肌劳损、风湿性关节炎、肺结核、慢性支气管炎、慢性肝炎、遗精、白带。用量 15 ～ 30g。

附方：

治风湿性关节炎、腰肌劳损：牛大力、南五加皮各 1 000g，宽筋藤、海风藤各 750g，牛膝 90g，山胡椒根 150g，榕树须（气根）500g。加水 6 000ml，煎至 1 000ml。每次服 50ml，每日 2 次。

治体虚白带：牛大力、杜仲藤各 12g，千斤拔、五指毛桃各 9g，大血藤 15g。水煎服。或将上述药炖猪脚，去药渣，吃肉喝汤。

【食用】牛大力具有很高的药用和食用价值，自古为药食同源植物，含有丰富的多糖、蛋白质、黄酮类物质、生物碱类物质及多种矿物质等活性成分，可制作成茶、饮料、保健酒、糖果、饼干等休闲食品。民间有以牛大力为药膳原料和其他食材配伍进行煲汤的习惯，如"牛大力千斤拔猪骨汤、牛大力杜仲猪骨汤、牛大力五指毛桃汤、牛大力螺肉汤、牛大力黄豆汤、牛大力熟地猪尾汤、牛大力栗子蚝豉汤"等。

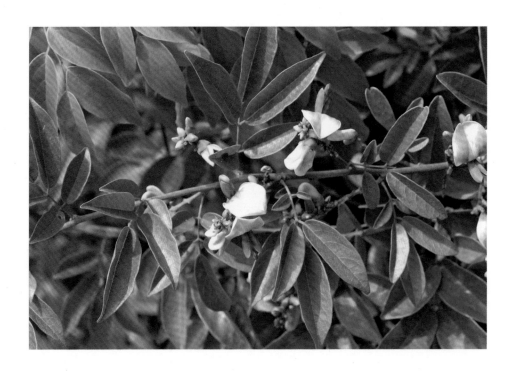

粉葛

Pueraria lobata var. *thomsonii*（Benth.）M.R. Almeida

【生境】生于山野灌丛、疏林中。

【分布】云南、四川、西藏、江西、广西、广东、海南及我国香港地区；老挝、泰国、缅甸、不丹、印度、菲律宾也有分布。

【形态特征】粗壮藤本，长可达 8m，全体被黄色长硬毛，茎基部木质，有粗厚的块根。羽状复叶具 3 小叶；托叶背着，卵状长圆形，具线条；小托叶线状披针形，与小叶柄等长或较长；小叶三裂，偶尔全缘，顶生小叶菱状卵形或宽卵形，侧生小叶斜卵形，长、宽均为 10 ～ 13cm，顶端急尖或具长小尖头，基部截平或急尖，全缘或具 2 ～ 3 裂片，两面均被黄色粗伏毛；小叶柄被黄褐色茸毛。总状花序长 15 ～ 30cm，中部以上有颇密集的花；苞片线状披针形至线形，远比小苞片长，早脱落；小苞片卵形，长不及 2mm；花 2 ～ 3 朵聚生于花序轴的节上；花萼钟形，长达 20mm，被黄褐色柔毛，裂片披针形，比萼管略长；花冠长 16 ～ 18mm，紫色，旗瓣圆形，基部有 2 耳及一黄色硬痂状附属体，具短瓣柄，翼瓣镰状，较龙骨瓣为狭，基部有线形、向下的耳，龙骨瓣镰状长圆形，基部有极小、急尖的耳；对旗瓣的 1 枚雄蕊仅上部离生；子房线形，被毛。荚果长椭圆形，长 10 ～ 14cm，宽 8 ～ 11mm，扁平，被褐色长硬毛。花期 9 月，果期 11 月。

【药用】块根入药，将根晒干。味甘、辛，性平。解肌退热，生津止渴，透发斑疹。治感冒发热、口渴、头痛项强、疹出不透、急性胃肠炎、小儿腹泻、肠梗阻、痢疾、高血压引起的颈项强直和疼痛、心绞痛、突发性耳聋，并可解酒。用量 3 ～ 9g。

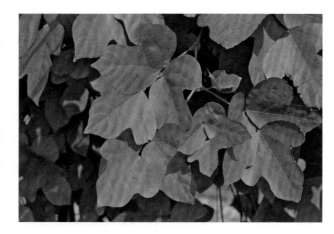

附方:

治感冒发热:葛根、柴胡、黄芩各 9g,荆芥、防风各 6g。水煎服。

治热症烦渴:葛根、知母各 9g,生石膏 15g,甘草 3g。水煎服。

治糖尿病:葛根 15g,花粉 12g,生地、熟地各 15g,玉米须 30g。水煎服。

治急性胃肠炎:葛根、黄芩、姜半夏、藿香各 9g,黄连、厚朴各 6g,六一散 12g。水煎服。

治高血压伴有颈项强直和疼痛,经降压药治疗症状未消失者,在降压药治疗的基础上选加下药:①葛根 9～12g,每日 1 剂,水煎 2 次服;②葛根粉(葛根水提取物,1g 相当于生药 5g),每日 2g,分 2 次服;③葛根黄酮部分,每次 40mg(相当于生药 5g)。个别病例服药后有皮肤过敏,须及时停药。

治冠心病心绞痛:①葛根黄酮片(每片含葛根总黄酮 10mg 约等于生药 1.5g)。每日总剂量 30～120mg,分 2～3 次服。②葛根 30～60g,红花 15～30g,桃仁、郁金各 15g。水煎服。每日 2 次,一个疗程为 20 日。

治热病吐衄、干呕不止:鲜葛根捣汁,每次服 1 杯。

治疹出不透:葛根、连翘、牛蒡子各 6g,蝉蜕 3g。水煎服。

治早期突发性耳聋:葛根黄酮片(每片含葛根总黄酮 10mg 约等于生药 1.5g),每次服 2 片,每日 2～3 次。

【食用】块根切片炒食或煲汤(粉葛鲮鱼汤、粉葛鲫鱼赤小豆汤、粉葛扁豆骨头汤、老鸭粉葛汤等)。块根含有淀粉、黄酮和葛根素等成分,具有保健功能。加工成淀粉(葛粉),以淀粉为原料可加工成特色食品或辅料,如葛粉鱼面、面条、粉丝、饼干、酸奶、酒、茶、饮料、冰激凌、软糖、果冻、馒头、蛋糕和面包等。

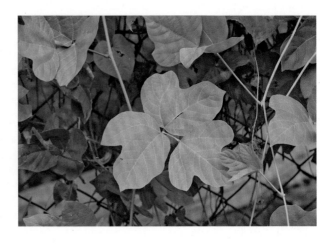

槐

Styphnolobium japonicum（L.）Schott

【别名】槐花木、槐花树、守宫槐、金药树、护房树、豆槐、国槐。

【生境】生于山坡及山谷。

【分布】辽宁、河北、山西、河南、山东、安徽、浙江、江西、湖北、湖南、广东、广西、贵州、云南、四川、陕西及甘肃，现南北各地普遍栽培，尤其在华北平原及黄土高原最常见；越南、朝鲜、日本也有分布，欧洲及美洲有栽培。

【形态特征】乔木，高可达 25m；树皮灰褐色，具纵裂纹。羽状复叶长达 25cm；小叶 4 ～ 7 对，对生或近互生，纸质，卵状披针形或卵状长圆形，长 2.5 ～ 6cm，先端渐尖，具小尖头，基部宽楔形或近圆形，稍偏斜，背面灰白色，初被疏短柔毛，老时变无毛；小托叶 2 枚，钻状。圆锥花序顶生，常呈金字塔形，长达 30cm；花冠白色或淡黄色，旗瓣近圆形，有紫色脉纹。荚果

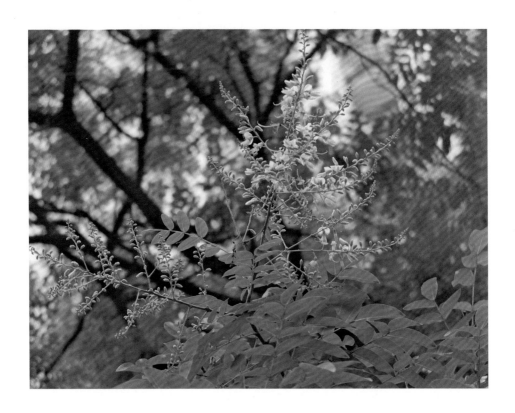

串珠状，长 2.5～6cm，种子间缢缩不明显，种子排列较紧密，具肉质果皮，成熟后不开裂，具种子 1～6 粒；种子卵球形，淡黄绿色，干后黑褐色。花期 7—8 月，果期 8—10 月。

【药用】花蕾药用，晒干备用。味苦，性微寒。凉血止血，清肝明目。治吐血、衄血、便血、痔疮出血、血痢、崩漏、风热目赤、高血压病、皮肤风疹。用量 6～10g。

附方：

治痔疮出血：槐花、侧柏叶、地榆各 9g。水煎服。

治咳血，衄血：槐花 15g，仙鹤草 18g，白茅根 30g，侧柏叶 20g。水煎服。

治淋巴结核：槐米 200g，糯米 100g，共炒黄研末，每日清晨开水送服 10g，连续服用，服药期间忌糖。

【食用】槐花及花蕾（槐米）可作蔬菜食用，可炒或蒸。

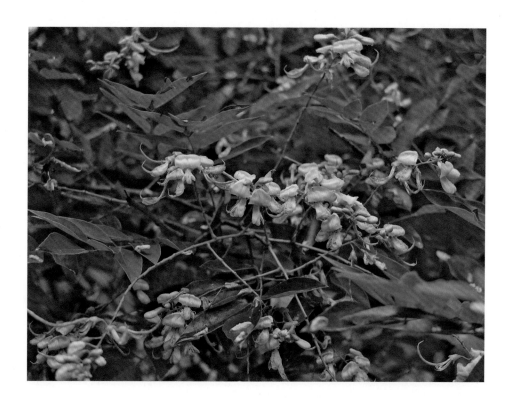

扁豆
Lablab purpureus（Linn.）Sweet

【别名】蕹豆、火镰扁豆、膨皮豆、藤豆、沿篱豆、鹊豆。

【生境】栽培于土层深厚、肥沃、排水良好的地方。

【分布】原产非洲，我国广泛栽培；世界各热带地区均有栽培。

【形态特征】多年生、缠绕藤本。全株茎长可达 6m，常呈淡紫色。羽状复叶具 3 小叶；小叶宽三角状卵形，长 6 ~ 10cm，长宽近相等，侧生小叶两边不等大，偏斜，先端急尖或渐尖，基部近截平。总状花序直立，长 15 ~ 26cm，花序轴粗壮，总花梗长 8 ~ 15cm；花 2 朵至多朵簇生于每一节上；花冠白色或紫色。荚果长圆状镰形，长 5 ~ 7.5cm，近顶端最阔，扁平，直或稍向背弯曲，顶端有弯曲的尖喙，基部渐狭；种子 3 ~ 5 粒，扁平，长椭圆形，白色（白花品种）或紫黑色（紫花品种），种脐线形。花期 4—12 月。

【药用】种子、花药用。种子味甘，性温。和胃化湿，健脾止泻。花味甘，平。消暑，化湿，和中。种子治脾虚腹泻、恶心呕吐、食欲不振、白带。

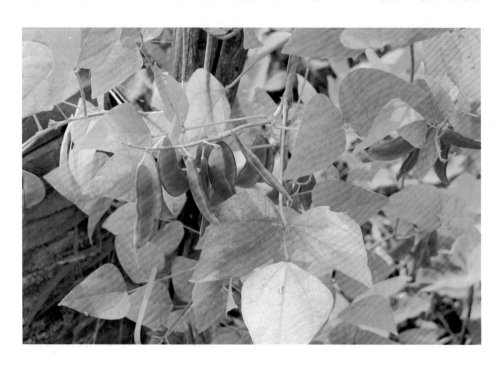

花治夏季感冒、夏伤暑湿、发热泄泻、痢疾、便溏。用量为种子 6 ～ 12g，花 4.5 ～ 9g。

附方：

治小儿腹泻：扁豆 9g，煨肉豆蔻、莲子各 6g，木香 4.5g，姜黄莲 2g，甘草 3g。共研细粉，每次服 0.9 ～ 1.5g，每日 3 次。

治夏季伤暑，烦躁口渴，腹满吐泻：扁豆（炒）120g，藿香叶 60g。共研细末，每次服 6g，冷开水冲服，如有转筋（小腿腓肠肌痉挛），另加木瓜 30g。水煎服。

治妇女白带：扁豆花 6 ～ 9g，研粉，用黄酒冲服。

治小儿消化不良：扁豆花 15 ～ 30g，水煎加红糖服。

治跌打肿痛：鲜扁豆花适量捣烂敷患处。

【食用】嫩豆荚作蔬食。种子可煲汤，方法为白扁豆、赤小豆各 50g，鲫鱼 300g，生姜适量。把白扁豆、赤小豆洗净后用清水泡发约 2h，鲫鱼洗净切块，生姜切片备用，锅中放入适量清水，将白扁豆、赤小豆放入锅中，大火煮沸后改为小火煮半小时，放入鲫鱼、姜片继续煮半小时，加适量盐调味即可食用。

淮山扁豆煲瘦肉：鲜淮山 100g，炒扁豆 50g，瘦肉 300g，生姜 3 片，盐适量。把鲜淮山去皮洗净切块，瘦肉洗净切片；锅内加入适量清水煮沸，放入上述所有用料，大火煮沸后改慢火煮约 1.5h，加适量盐调味即可。

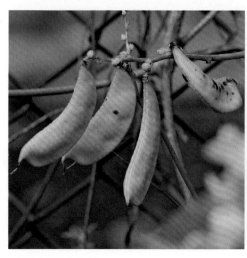
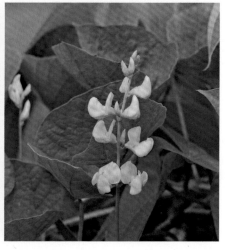

杨梅科 Myricaceae

杨梅

Myrica rubra（Lour.）Sieb. et Zucc.

【别名】山杨梅、朱红、珠蓉、树梅。

【生境】喜酸性土壤，生于海拔 125 ～ 1 500m 的山坡或山谷林中。

【分布】广西、广东、福建、江西、湖南、贵州、四川、云南、江苏、浙江及我国台湾地区。

【形态特征】常绿乔木，高 6 ～ 16m，胸径 10 ～ 60cm；树皮灰色，老时纵向浅裂；树冠近球形。叶革质，无毛，通常密集于小枝上端部分；生于萌发枝上者为长椭圆状或楔状披针形，边缘中部以上具稀疏的锐锯齿，中部以下常为全缘，基部楔形；生于孕性枝上者为楔状倒卵形或长椭圆状倒卵形，基部楔形，全缘或偶有在中部以上具少数锐锯齿，腹面深绿色，有光泽，背面浅绿色。花雌雄异株。雄花序单独或数条丛生于叶腋，圆柱状，长 1 ～ 3cm，通常不分枝呈单穗状。雌花序常单生于叶腋，较雄花序短而细

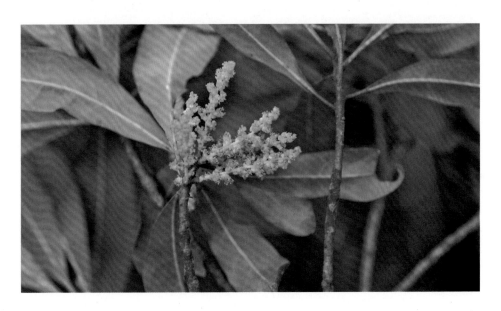

瘦。核果球状，外表面具乳头状凸起，直径
1～1.5cm，栽培品种可达3cm，外果皮肉
质，多汁液及树脂，味酸甜，成熟时深红色
或紫红色。4月开花，6—7月果实成熟。

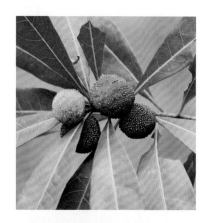

【药用】果实、树皮、根药用，晒干备
用。根、树皮：味苦，性温，散瘀止血，止
痛。果：味酸、甘，性平。生津止渴。根、
树皮治跌打损伤，骨折，痢疾，胃、十二指
肠溃疡，牙痛。外用治创伤出血及烧、烫
伤。果治口干、食欲不振。用量为根、树
皮、果15～30g；根皮外用适量，研粉撒
敷或食油调敷患处。

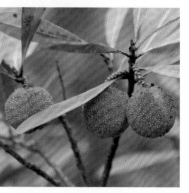

【食用】果实为著名水果，可鲜食或加
工成果汁、果酱、果酒、罐头、蜜饯等食
品。果肉具有丰富的纤维素、矿物质元素、
维生素及一定量的蛋白质、脂肪、果胶等多
种对人体有益的氨基酸。

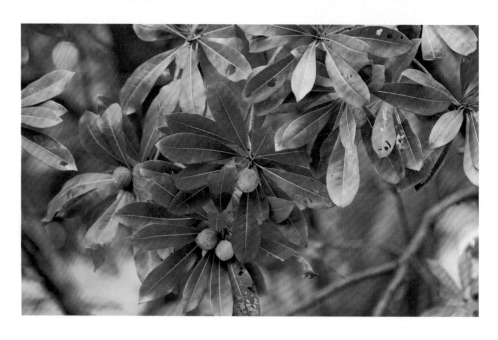

桑科 Moraceae

桑
Morus alba Linn.

【别名】家桑、桑树。

【生境】野生或栽培。

【分布】原产我国中部和北部；现由东北至西南各省（区）、西北直至新疆均有栽培。朝鲜、日本、蒙古国、中亚各国、俄罗斯、欧洲等地以及印度、越南亦均有栽培。

【形态特征】灌木或乔木，高 3 ～ 10m，胸径可达 50cm，树皮厚，灰色，具不规则浅纵裂。叶卵形或广卵形，先端急尖、渐尖或圆钝，基部圆形至浅心形，边缘锯齿粗钝，有时叶为各种分裂，腹面鲜绿色，无毛，背面沿脉有疏毛，脉腋有簇毛。花单性，腋生或生于芽鳞腋内，与叶同时生出；雄花序下垂，长 2 ～ 3.5cm，密被白色柔毛。花被片宽椭圆形，淡绿色；雌花序长 1 ～ 2cm，被毛。聚花果卵状椭圆形，长 1 ～ 2.5cm，成熟时红色或暗紫色。花期 4—5 月，果期 5—8 月。

【药用】根部内皮（桑白皮）、桑枝、桑叶夏、秋采收，桑椹春、夏采收晒干。桑白皮：味甘，性寒。润肺平喘，利水消肿。桑枝：味苦，性平。祛风清热，通络。桑椹（果序）：味甘、酸，性凉。滋补肝肾，养血祛风。桑叶：味甘、苦，性寒。疏风清热，清肝明目。

桑白皮：治肺热喘咳、面目浮肿、小便不利、高血压病、糖尿病、跌打损伤。用量 6 ～ 12g。

附方：

治急性支气管炎：桑白皮、杏仁、黄芩、贝母、枇杷叶、桔梗、地骨皮各 9g。水煎服。

治水肿胀满：桑白皮、地骨皮、大腹皮各 9g，茯苓皮 12g，冬瓜皮 30g。水煎服。

治咳嗽、气喘：桑白皮 15g，胡颓子叶 12g，桑叶、枇杷叶各 9g。水煎每日 1 剂，分 2 次服。

桑椹（果序）：治耳聋目昏，须发早白，神经衰弱，血虚便秘，风湿关节痛。用量 9 ～ 15g。

附方：

治身体虚弱，失眠，健忘：桑椹 30g，何首乌 12g，枸杞子 9g，黄精、酸枣仁各 15g。水煎服；或单用本品熬成膏剂，每次服一匙，每日 3 次。

桑叶：秋季采收桑叶晒干备用。治风热感冒，头痛，目赤肿痛，咽喉肿痛，肺热咳嗽。用量 3 ～ 12g。

附方：

治头目眩晕：桑叶、菊花、枸杞子各 9g，决明子 6g。水煎代茶饮。

【食用】嫩枝叶可作蔬菜食用；桑椹（果序）可生食，亦可加工成果汁、酒（桑子酒）、果醋、桑椹干等。桑椹营养丰富，除富含多种维生素、有机酸、游离氨基酸和微量元素外，还含有花青素、白藜芦醇等生物活性成分和微量元素硒，具有良好的抗氧化、抗衰老、抗溃疡等作用。

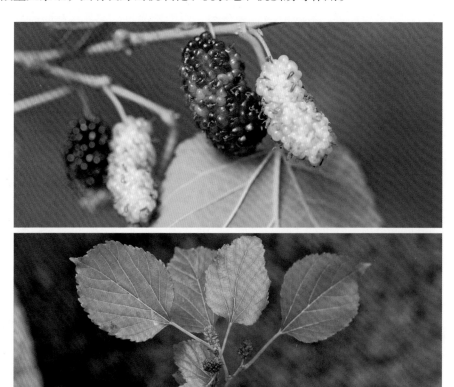

铁青树科 Olacaceae

赤苍藤

Erythropalum scandens Bl.

【别名】牛耳藤、菱藤、勾华、侧苋、细绿藤。

【生境】生于低海拔的密林或溪谷林缘中，攀援于树上。

【分布】广东、海南、广西、云南、贵州；印度、越南、老挝、马来西亚、印度尼西亚、菲律宾也有分布。

【形态特征】常绿藤本，长 5 ～ 10m，全株无毛。枝纤细，具腋生卷须状物。叶柄长 2 ～ 10cm；叶纸质至厚纸质或近革质，卵形、长卵形或三角状卵形，长 8 ～ 20cm，宽 4 ～ 15cm，顶端渐尖、钝尖或突尖，稀为圆形，基部变化大，微心形、圆形、截平或宽楔形，叶面绿色，背面粉绿色；基出脉 3 条，稀 5 条，基出脉每边有侧脉 2 ～ 4 条，在背面凸起，网脉疏散，稍明显；叶柄长 3 ～ 10cm。花排成腋生的二歧聚伞花序，花序长 6 ～ 18cm，

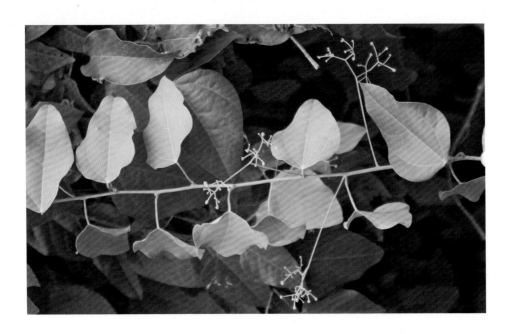

花序分枝及花梗均纤细，花后渐增粗、增长，花序梗长 3～8cm，花梗长 0.2～0.5mm；花萼筒长 0.5～0.8mm，具 4～5 裂片；花冠白色，直径 2～2.5mm，裂齿小，卵状三角形；雄蕊 5 枚；花盘隆起。核果椭圆形到倒卵球形，长 1.5～2.5cm，直径 0.8～1.2cm，成熟时淡红褐色；果梗长 1.5～3cm；种子蓝紫色，宽椭圆形。花期 4—5 月，果期 5—7 月。

【药用】全株药用，晒干备用。味微苦，性平。清热利尿。治肝炎、肠炎、尿道炎、急性肾炎、小便不利。用量 12～15g，水煎服。根煮肉或浸酒服，同时捣烂叶敷患处可治水肿。

【食用】嫩茎叶可作蔬菜，可用于凉拌、炒食、煮汤、做粥、拌馅、腌渍等，味道鲜美，风味独特。嫩叶含有丰富的维生素以及多种氨基酸。

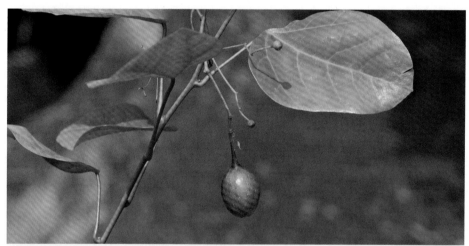

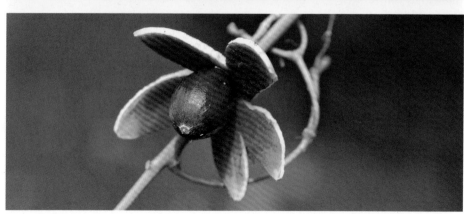

鼠李科 Rhamnaceae

枳椇

Hovenia acerba Lindl.

【别名】拐枣、鸡爪子、万字果、鸡爪树、金果梨、南枳椇。

【生境】生于海拔 2 100m 以下的开旷地、山坡林缘或疏林中。

【分布】甘肃、陕西、河南、安徽、江苏、浙江、江西、福建、广东、广西、湖南、湖北、四川、云南、贵州；印度、尼泊尔、锡金、不丹和缅甸北部也有分布。

【形态特征】高大乔木，高 10～23m；小枝褐色或黑紫色，被棕褐色短柔毛或无毛，有明显白色皮孔。叶互生，纸质至厚纸质，宽卵形、椭圆状卵形或心形，长 8～17cm，宽 6～13cm，顶端长渐尖或短渐尖，基部截形或心形，稀近圆形或宽楔形，边缘常具整齐浅而钝的细齿，上部或近顶端的叶有不明显细齿，稀近全缘，腹面无毛，背面沿脉或脉腋常被短柔毛或无毛；叶柄长 2～5cm，无毛。二歧式聚伞圆锥花序，顶生和腋生，被棕色短柔毛；花两性，直径 5～6.5mm；萼片具网状脉或纵条纹，无毛，长 1.9～2.2mm，

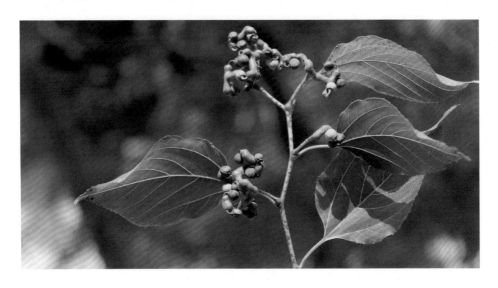

宽 1.3 ～ 2mm；花瓣椭圆状匙形，长 2 ～ 2.2mm，宽 1.6 ～ 2mm，具短爪；花盘被柔毛；花柱半裂，稀浅裂或深裂，长 1.7 ～ 2.1mm，无毛。浆果状核果近球形，直径 5 ～ 6.5mm，无毛，成熟时黄褐色或棕褐色；果序轴明显膨大。花期 5—7 月，果期 8—10 月。

【药用】果实、根皮药用，秋冬采收，晒干备用。味甘、性平。止渴除烦，解酒毒，利二便。治醉酒、烦热、口渴、呕吐、二便不利。用量 4.5 ～ 9g。

【食用】肉质果序轴形似鸡爪，味美甜如枣，故名拐枣，富含糖分，可生食、可酿酒、可熬糖或加工成果酱、果醋等。

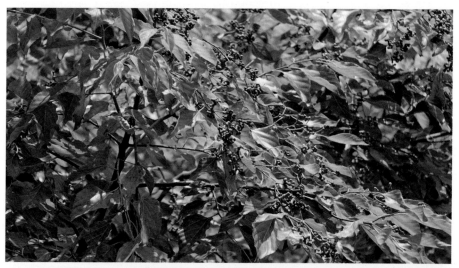

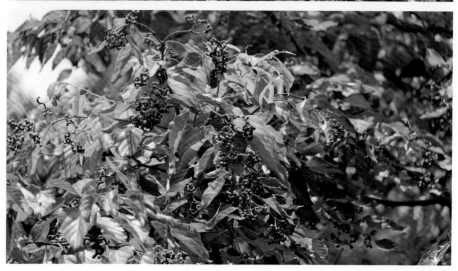

芸香科 Rutaceae

黄皮

Clausena lansium（Lour.）Skeels

【别名】黄弹。

【生境】生于坡地或栽培于村边园圃中。

【分布】原产我国南部。福建、广东、海南、广西、贵州南部、云南、四川金沙江河谷及我国台湾地区均有栽培；世界热带及亚热带地区间有引种。

【形态特征】乔木。小枝、叶轴、花序轴、尤以未张开的小叶背脉上散生甚多明显凸起的细油点且密被短直毛。叶有小叶 5～11 片，小叶卵形或卵状椭圆形，常一侧偏斜，基部近圆形或宽楔形，两侧不对称，边缘波浪状或具浅的圆裂齿，叶面中脉常被短细毛；小叶柄长 4～8mm。圆锥花序顶生；花蕾圆球形，有 5 条稍凸起的纵脊棱；花瓣长圆形，长约 5mm，两面被短毛或内面无毛。果圆形、椭圆形或阔卵形，长 1.5～3cm，宽 1～2cm，淡黄色至暗黄色，被细毛，果肉乳白色，半透明，种子 1～4 粒。花期 4—5 月，果期 7—8 月。

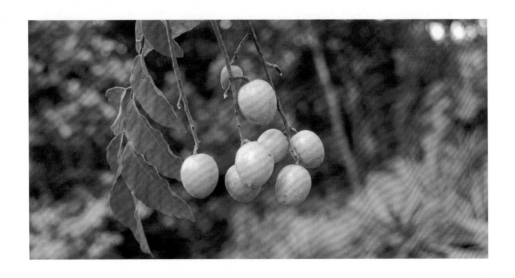

【药用】全株药用。叶：味辛、苦，性平；解表散热，顺气化痰。防治流行性感冒，流行性脑脊髓膜炎，疟疾，感冒发热。根、核：味苦、辛，性微温；行气止痛，健胃消肿。治胃痛、腹痛、疝痛、风湿骨痛、痛经。果：味甘、酸，性微温；化痰消食。治食积胀满、痰饮咳喘。用量叶、根、核均为9～15g；果15～30g。

附方：

预防流行性感冒：黄皮叶、三桠苦、大风艾各1.5kg。加水40kg，煎成20kg。成人每次服200ml，小儿酌减，每日1次，连服3～5日。

治流行性感冒：黄皮叶（阴干）500g，水煎2次，浓缩至1 500ml。每次服30ml，每日3次，连服3～6日。

预防疟疾：黄皮叶15g（鲜60g），加水没过药面，煎至50ml，1次服。每周服2次（中间间隔2～3日），连服2～10个月。

治疟疾：①黄皮叶（阴干）水煎2次去渣，浓缩成膏状，加入适量淀粉做成颗粒压片，每片含生药3g，每次2～4片，每日3次，连服7日。②黄皮叶，水煎浓缩至35%浓度，加入防腐剂。每次服15～30ml，每日3次，连服7日。

【食用】黄皮是我国南方著名水果，除鲜食外尚可盐渍或糖渍成凉果，有消食、顺气、除暑热的功效。

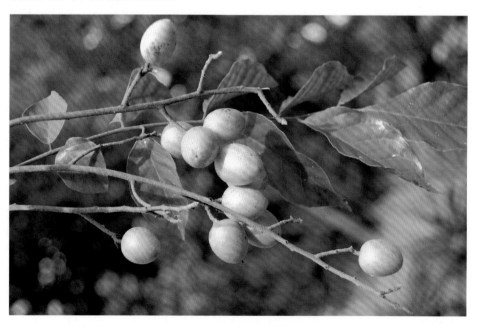

佛手

Citrus medica var. *sarcodactylis*（Noot.）Swingle

【别名】佛手柑、五指香橼、五指柑、十指柑、飞穰、蜜罗柑。

【生境】栽培于土层深厚、肥沃的坡地和村边园圃中。

【分布】长江以南各地均有栽培。

【形态特征】小乔木或灌木。枝具刺；小枝微带红色。单叶互生，近革质，叶片长圆形至倒卵状长圆形，长 9 ～ 14.5cm，宽 3 ～ 5cm，顶端钝，偶有凹缺，基部圆形，叶面深黄绿色，侧脉凹陷，叶背黄绿色，边缘具波状钝锯齿；叶柄短。花两性，单生、簇生或为总状花序；花萼 5 裂；花瓣 5 片，内面白色，外面浅紫色，长圆形，长 1.5 ～ 2cm；雄蕊 30 枚以上；子房上部窄尖。果大，卵形或长圆形，顶端裂瓣如指，故称"佛手"，橙黄色，皮粗糙，果肉淡黄色。种子 7 ～ 8 粒，卵形，顶端尖。花期 4—5 月，果期 9—11 月。

【药用】果实药用，秋冬季采收，晒干备用。味辛、微苦、酸，性平。理气止痛，消食化痰。治胸腹胀满、食欲不振、胃痛、呕吐、咳嗽气喘。用量 3 ～ 9g。

附方：

治食欲不振：佛手、枳壳、生姜各 3g，黄连 0.9g。水煎服，每日 1 剂。

治肝胃气痛（包括慢性胃炎、胃神经痛等）：鲜佛手 12 ～ 15g（干品 6g），开水冲泡，代茶饮。或佛手、延胡索各 6g。水煎服，治胃气痛有效。

治湿痰咳嗽（包括慢性气管炎）：佛手、姜半夏各 6g，砂糖等份。水煎服。

【食用】佛手可加工成蜜饯果脯，如潮汕地区的特色凉果"老香黄"。

柑橘
Citrus reticulata Blanco

【别名】陈皮、橘络、橘叶、青皮、柑。

【生境】栽培于坡地或田野上。

【分布】我国秦岭以南各地广泛栽培。原产亚洲东南部亚热带、热带地区。

【形态特征】小乔木，枝具刺。叶披针形或椭圆形，长 4 ～ 8cm，宽 2 ～ 3.5cm，有时较大，顶端狭而钝头，常微凹，基部楔形，侧脉通常明显；箭叶狭长，宽达 3mm 或更宽。花两性，白色，单生或 2 ～ 3 朵簇生于叶腋，萼浅杯状，长 2 ～ 3mm，不规则 5 浅裂，裂片三角形；花瓣白色，长椭圆形，长 9 ～ 12mm；雄蕊 20 ～ 25 枚，不规则地合生成 5 束。果扁圆形或近圆球形，直径 5 ～ 10cm，橙黄色至朱色，果皮通常粗糙，易与瓢囊分离，瓢囊外壁上的维管束常紧贴，油胞明显，果顶部圆或凹陷，沿顶部四周常有放射状纵向短肋纹，蒂部常隆起，瓢囊 9 ～ 13 瓣，中心柱大而疏松，果肉味甜。种子少数，卵形，顶端尖，子叶乳白色，稀乳青色，多胚。花期春、秋季，果期秋、冬季。

【药用】霜降后至翌年春季采收，将成熟果实采下，将果实纵剖成 3 瓣或"十"字形 4 瓣，剥取果皮晒干备用；秋、冬季采收种子晒干备用；脱落的幼果用开水烫一下，用刀作"十"字纵剖成四开，除去内瓢晒干为青皮。

陈皮：味苦、辛，性温。理气健胃，燥湿化痰。治胃腹胀满、呕吐呃逆、咳嗽痰多。用量 3 ～ 9g。

橘核：味苦，性平。理气止痛。治乳腺炎、疝痛、睾丸肿痛。用量 3 ～ 9g。

橘络：味苦，性平。通络，化痰。治咳嗽痰多、胸胁作痛。用量 3 ～ 6g。

橘叶：味苦，性平。行气，解郁，散结。治乳腺炎、胁痛。用量 3 ～ 9g。

青皮（幼嫩果实）：味苦、辛，性温。破气散结，舒肝止痛，消食化滞。治胸腹胀闷、胁肋疼痛、乳腺炎、疝痛。用量 6 ～ 9g。

附方：

治咳嗽痰多：陈皮、半夏、茯苓各 9g，甘草 6g。水煎服。

治呕吐，呃逆：陈皮、竹茹各9g，生姜、甘草各6g，大枣5枚。水煎服。

治急性乳腺炎：陈皮30g，连翘、柴胡各9g，金银花4.5g，甘草6g。水煎服。每日1～2剂。

防治乳腺炎：橘核20～30粒。捣碎，水煎服，每日1次。可防止胀乳发展成乳腺炎。乳腺炎已接近化脓者，需加用其他中药或抗生素综合治疗。

治睾丸肿痛：橘核、海藻、川楝子各9g，桃仁、木通各6g，木香12g。水煎服。

治食积，腹痛胀满：青皮、山楂、六曲、麦芽各9g，草果6g。水煎服。

【食用】陈皮通常可泡茶、煮粥、煮汤等，也可加工成九制陈皮、陈皮酱、陈皮露等零食和饮料，烹调肉类时，可去腥增香。

陈皮瘦肉粥：粳米100g，瘦猪肉50g，陈皮15g，乌贼骨10g。先将粳米淘净，放入锅内加适量清水，加入上述食材，煮至肉熟粥稠，再加入盐等调味。温食，每次食用1碗，每日数次。适用于脾胃气滞、腹胀嗳气、气虚食少者。

陈皮煎鸡蛋：陈皮6g，鸡蛋2枚。先将陈皮放锅内烤脆研末，鸡蛋放碗内搅匀，加入陈皮末及少许姜末、葱花、盐，拌匀，然后将此鸡蛋液倒入热油锅内煎熟，佐餐食用。适用于胃脘作胀、胃部遇冷疼痛者。

陈皮炖老鸭：青头老雄鸭1只，陈皮15g。将老鸭去内脏、斩切成小块放入锅内，放入陈皮、生姜末、盐、米酒等调味品及适量清水，炖至鸭肉酥烂，分数次佐餐食用。适用于虚劳气喘、咳嗽痰多、纳呆、腹胀者。

橄榄科 Burseraceae

橄榄
Canarium album（Lour.）Raeusch. ex DC.

【别名】白榄、黄榄、山榄、青子、谏果。

【生境】生于低海拔的杂木林中。

【分布】福建、广东、广西、云南及我国台湾地区；越南北部至中部，日本（长崎、冲绳）及马来半岛有栽培。

【形态特征】乔木，高 10 ～ 35m，胸径可达 150cm。小枝幼部被黄棕色茸毛，渐变无毛；髓部周围有柱状维管束，稀在中央亦有若干维管束。托叶仅芽时存在，着生于近叶柄基部的枝干上。小叶 3 ～ 6 对，纸质至革质，披针形或椭圆形，长 6 ～ 14cm，宽 2 ～ 5.5cm，无毛或在背面叶脉上散生刚毛，背面有极细小疣状突起；顶端渐尖至骤狭渐尖，尖头长约 2cm；基部楔形至圆形，偏斜，全缘；侧脉 12 ～ 16 对，中脉发达。花序腋生，微被茸毛至无毛；雄花序为聚伞圆锥花序，长 15 ～ 30cm，多花；雌花序为总状，长 3 ～ 6cm，具花 12 朵以下。花疏被茸毛或无毛，雄花长 5.5 ～ 8mm，雌花长约 7mm；花萼长 2.5 ～ 3mm，在雄花上具 3 浅齿，在雌花上近截平；雄蕊 6 枚，无毛，花丝合生 1/2 以上（在雌花中几全长合生）；花盘在雄花中球形至圆柱形，微 6 裂，中央有穴或无，上部有少许刚毛；在雌花中环状，略具 3 波状齿，厚肉质，内面有疏柔毛；雌蕊密被短柔毛；在

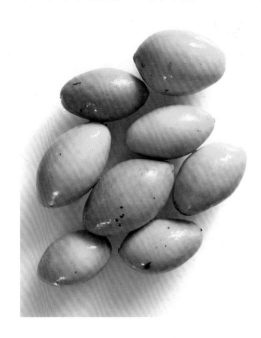

雄花中细小或缺。果序长 1.5 ~ 15cm，具 1 ~ 6 果。果萼扁平，直径 0.5cm，萼齿外弯。果卵圆形至纺锤形，横切面近圆形，长 2.5 ~ 3.5cm，无毛，成熟时黄绿色；外果皮厚，干时有皱纹；果核渐尖，横切面圆形至六角形，在钝的肋角和核盖之间有浅沟槽，核盖有稍凸起的中肋，外面浅波状；核盖厚 1.5 ~ 3mm。种子 1 ~ 2 粒，不育室稍退化。花期 4—5 月，果期 10—12 月。

【药用】果实药用，秋、冬采收，晒干备用。味甘、涩，性平。清热解毒，利咽喉。治咽喉肿痛、咳嗽、暑热烦渴、肠炎腹泻。鲜果汁可用于治疗河豚、鱼、鳖中毒。用量 3 ~ 9g。鲜果汁用量不拘。

附方：

治癫痫：鲜青果 500g，郁金、白矾（研末）各 24g。先将青果打碎，加适量水，放锅内熬开后，捞出去核，捣烂，再加郁金熬至无青果味，过滤去渣，加入白矾末再熬，约成 500ml，每次服 20ml，每日早、晚各 1 次，温开水送服。

【食用】果肉营养价值高，含有多种氨基酸、脂肪酸、有机酸、矿物质等营养成分及多酚类、黄酮类等生物活性成分。果可生食或渍制，主要是加工橄榄菜、果脯蜜饯、橄榄汁、咸橄榄及橄榄果酒等。

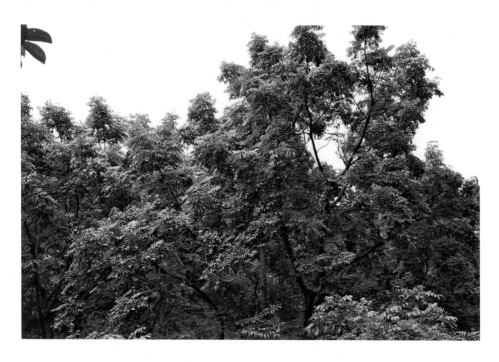

乌榄

Canarium pimela K. D. Koenig

【别名】黑榄、木威子。

【生境】生于中海拔山地林中。

【分布】广东、海南、广西、云南及我国香港地区常见栽培；越南、老挝、柬埔寨也有分布。

【形态特征】乔木，高达20m，胸径达45cm。小叶4～6对，纸质至革质，无毛，宽椭圆形、卵形或圆形，稀长圆形，长6～17cm，宽2～7.5cm，顶端急渐尖，尖头短而钝；基部圆形或阔楔形，偏斜，全缘。花序腋生，疏散的聚伞圆锥花序（稀近总状花序），无毛；雄花序多花，雌花序少花。花几无毛，花瓣无毛。果序长8～35cm，有果1～4个；果具长柄（长约2cm），果萼近扁平，直径8～10mm，果成熟时紫黑色，狭卵圆形，长3～4cm，直径1.7～2cm；外果皮较薄，干时有细皱纹。果核横切面近圆形，核盖厚约3mm，平滑或在中间有1不明显的肋凸；种子1～2粒。

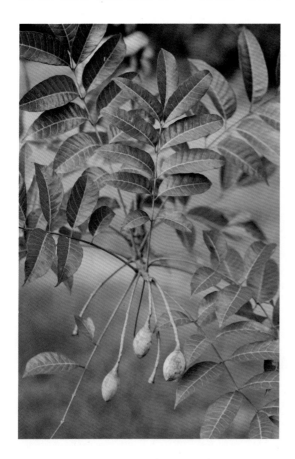

【药用】根、叶药用，夏秋采收晒干。根：味淡，性平。舒筋活络，祛风去湿。治风湿腰腿痛、手足麻木、感冒、上呼吸道炎症、肺炎、多发性疖肿。用量根15～30g；叶9～18g。

【食用】果可生食，果肉腌制"榄角"作菜，种子即"榄仁"，为饼食及肴菜配料佳品；种子榨油可供食用。

无患子科 Sapindaceae

龙眼
Dimocarpus longan Lour.

【别名】桂圆、贺眼、圆眼、羊眼果树。

【生境】多种植于堤岸及村边园圃中。

【分布】我国西南部至东南部，亚洲南部和东南部都有栽培。

【形态特征】常绿乔木，高通常 10m，间有高达 40m、胸径达 1m、具板根的大乔木。小枝粗壮，被微柔毛，散生苍白色皮孔。叶连柄长 15 ～ 30cm 或更长；小叶 4 ～ 5 对，很少 3 对或 6 对，薄革质，长圆状椭圆形至长圆状披针形，两侧常不对称，长 6 ～ 15cm，宽 2.5 ～ 5cm，顶端短尖，有时稍钝头，基部极不对称，上侧阔楔形至截平，几与叶轴平行，下侧窄楔尖，腹面深绿色，有光泽，背面粉绿色，两面无毛；侧脉 12 ～ 15 对，仅在背面凸起；小叶柄长通常不超过 5mm。花序大型，多分枝，顶生和近枝顶腋生，密被星状毛；花梗短；萼片近革质，三角状卵形，长约 2.5mm，两面均被褐黄色茸毛和成束的星状毛；花瓣乳白色，披针形，与萼片近等长，仅外面被微柔毛；花丝被短硬毛。果近球形，直径 1.2 ～ 2.5cm，通常黄褐色，有时灰黄色，外

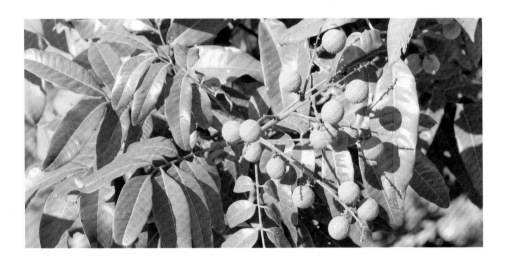

面稍粗糙或少有微凸的小瘤体；种子茶褐色，光亮，全部被肉质的假种皮包裹。花期春、夏季，果期夏季。

【药用】树皮、叶、假种皮（果肉）、种子（龙眼核）晒干。根：味微苦，性平；利湿，通络。治乳糜尿、白带、风湿关节痛。叶：味微苦，性平；清热解毒，解表利湿。预防流行性感冒，也可治疗流行性脑脊髓膜炎、感冒、肠炎。外用治阴囊湿疹。假种皮：味甘，性平；补心脾，养血安神。治病后体虚、神经衰弱、健忘、心悸、失眠。种子：味微苦、涩，性平；止血，止痛。治胃痛、刀伤出血、疝气痛及烧、烫伤。

附方：

预防流行性感冒：龙眼叶、黄皮叶、野菊花、刺针草、大青木叶（马鞭草科）各 5 000g。洗净晒干，研粉压成药饼，每块含生药 30g。每日服 1 块，开水冲服，服 3 日。

治刀伤出血：将龙眼核敲破，去外层光皮，焙焦研极细末，用时将药末撒在伤口上，以干净布用手轻按压伤口，待血止，用消毒纱布条或干净布包扎。

治外伤出血：用量根 15 ～ 30g，叶 9 ～ 15g，外用适量，煎水洗患处。假种皮 9 ～ 15g，种子 9 ～ 15g，外用适量，研末调茶油敷患处或研末撒敷伤口。

【食用】果为南方著名水果，假种皮可生食。假种皮富含有糖类、脂类、蛋白质、膳食纤维、酚类、维生素、挥发性风味物质及微量元素等。以龙眼为原料开发营养健康食品，如果干、果汁、桂圆桂花果冻、桂圆口服醋、桂圆红枣枸杞茶、桂圆红枣果酱及酸奶（红枣山楂桂圆酸奶、山药桂圆酸奶、荞麦桂圆酸奶）等。种子含淀粉，经处理后，可酿酒。

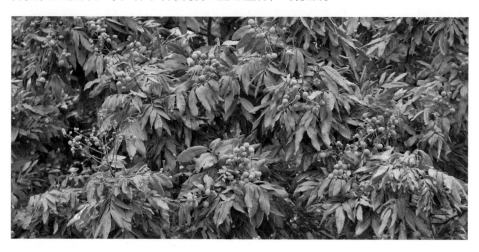

荔枝
Litchi chinensis Sonn.

【别名】离枝。

【生境】生于林中；栽培于山坡地及村边园圃。

【分布】我国西南部至东南部，以广东、海南、广西和福建栽培最多；亚洲热带地区广泛栽培。

【形态特征】常绿乔木。高 5～10m，偶有达 20m。小枝圆柱状，密生白色皮孔。偶数羽状复叶互生，连柄长 10～25cm；小叶 2～3 对，稀 4 对，薄革质，披针形或卵状披针形，长 6～15cm，宽 2～4cm，叶面光亮；侧脉纤细，背面稍凸且有光泽。花单性同株，细小，排成顶生、阔大的圆锥花序，被金黄色的短茸毛；萼小，杯状，5 齿瓣，裂片长约 2mm，镊合状排列；花瓣常退化消失；雄蕊 6～8 枚，花药有厚壁，不开裂；子房常 2 裂 2 室，雄花中退化至仅存残迹。果实核果状，卵圆形或近球形，长 2～3.5cm，常暗红色或鲜红色；种子扁球状或近球状，暗褐色，光亮，全部被肉质假种皮所覆。花期 3—4 月，果期 6—8 月。

【药用】种子药用，经沸水烫煮或蒸熟后晒干。味甘、涩，性温。归肝、

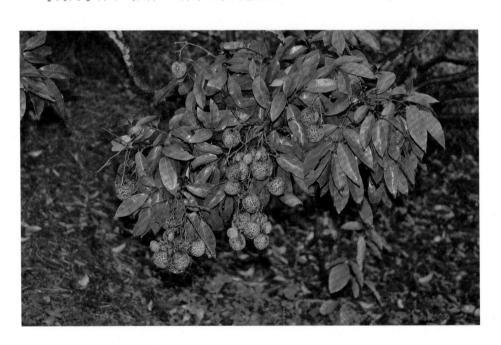

胃经。祛寒止痛，行气散结。治寒疝气痛、鞘膜积液、睾丸肿痛、心胃气痛、痛经、小肠气痛、妇女气滞瘀积腹痛。用量 4.5 ～ 9g，最大用量不超过 15g。

【食用】荔枝是岭南著名水果，鲜艳的色泽，假种皮（果肉）晶莹剔透，肉味甜甘，是药食兼用之佳品。

【禁忌】荔枝不宜空腹食用，过量食用可引起低血糖。

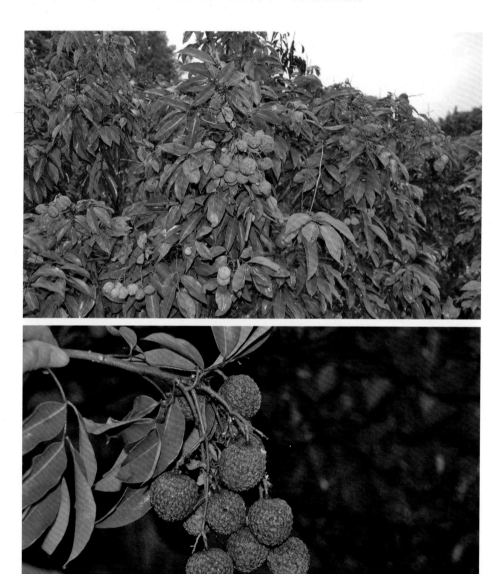

茜草科 Rubiaceae

栀子
Gardenia jasminoides Ellis

【别名】栀子花、水横枝、黄果子、山黄枝、黄栀子、黄栀、山栀子。

【生境】生于山野间、溪边的灌丛或林中。

【分布】山东、江苏、安徽、浙江、江西、福建、湖北、湖南、广东、广西、海南、四川、贵州、云南及我国台湾和香港地区；日本、朝鲜、越南、老挝、柬埔寨、印度、尼泊尔、巴基斯坦, 太平洋岛屿和美洲北部, 野生或栽培。

【形态特征】灌木, 高 0.3～3m。嫩枝常被短毛, 枝圆柱形, 灰色。叶对生, 革质, 稀为纸质, 少为 3 枚轮生, 叶形多样, 通常为长圆状披针形、倒卵状长圆形、倒卵形或椭圆形, 顶端渐尖、骤然长渐尖或短尖而钝, 基部楔形或短尖, 两面常无毛, 腹面亮绿, 背面色较暗; 叶柄长 0.2～1cm; 托叶膜质。花芳香, 通常单朵生于枝顶; 萼管倒圆锥形或卵形, 长 8～25mm, 有纵棱, 萼檐管形, 膨大, 顶部 5～8 裂, 通常 6 裂, 裂片披针形或线状披针形, 长 10～30mm, 宽 1～4mm, 结果时增长, 宿存; 花冠白色或乳黄色, 高脚碟状, 喉部有疏柔毛, 冠管狭圆筒形, 长 3～5cm, 顶部 5～8 裂, 通常 6 裂, 裂片倒卵形或倒卵状长圆形。果卵形、近球形、椭圆形或长圆形, 黄色

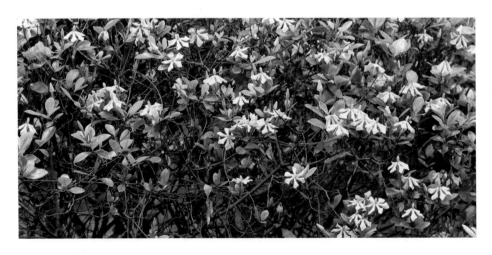

或橙红色，长 1.5 ～ 7cm，直径 1.2 ～ 2cm，有翅状纵棱 5 ～ 9 条，顶部的宿存萼片长达 4cm，宽达 6mm；种子多数，近圆形而稍有棱角。花期 3—7 月，果期 5 月至翌年 2 月。

【药用】果实、根药用，晒干备用。味苦，性寒。泻火解毒，清热利湿，凉血散瘀。果实：治热病高烧、心烦不眠、实火牙痛、口舌生疮、鼻衄、吐血、眼结膜炎、疮疡肿痛、黄疸型传染性肝炎、尿血、蚕豆病。外用治外伤出血、扭挫伤。根：治传染性肝炎、跌打损伤、风火牙痛。用量果实 3 ～ 9g；根 30 ～ 60g。外用适量，研末敷患处。

附方：

治黄疸型急性传染性肝炎：鲜栀子根 60g，淡竹叶根、白茅根、桑白皮各 30g。水煎服。

治跌打损伤：①栀子 250g，当归、桃仁、红花各 150g，面粉、凡士林各 250g，醋 500ml。前四药共研细末，将面粉放锅内加水在火上搅成糊状，倒入药粉搅匀，再加凡士林、米醋调匀即成。外敷患处，每日 1 次。②栀子 250g，红花 30g，大黄、姜黄各 150g，土鳖虫 30g。共研细粉，白酒调敷患处。每日换药 1 次。

治四肢扭挫伤：山栀子捣碎，研成粗粉，用量以能包扎全部创面、栀子粉厚约 0.2cm 为准。把栀子粉用温水调成糊状，加入少许酒精，平摊于纱布上，包扎伤处。3 ～ 5 日更换 1 次，如血肿明显者 2 日更换 1 次。如有脱臼应先整复位后再用；如有骨折不宜敷用。

【食用】熟果实亦可提取栀子黄色素，在民间作染料应用，是一种品质优良的天然食用色素，颜色鲜艳，具有耐光、耐热、耐酸碱性、无异味等特点，可广泛应用于糕点、糖果、饮料等食品的着色上。

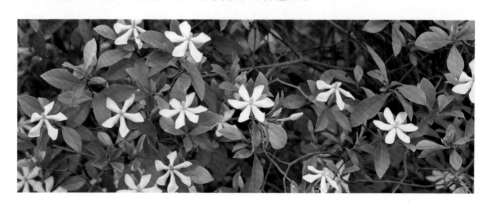

巴戟天
Morinda officinalis How

【别名】鸡肠风、鸡眼藤、黑藤钻、兔仔肠、三角藤、糠藤。

【生境】生于林缘或疏林下。

【分布】福建、广东、海南、广西；中南半岛也有分布。

【形态特征】藤本。肉质根不定位缢缩，根肉略紫红色，干后紫蓝色；嫩枝被长短不一粗毛，后脱落变粗糙，老枝无毛，具棱，棕色或蓝黑色。叶薄或稍厚，纸质，长圆形、卵状长圆形或倒卵状长圆形，长 6～13cm，宽 3～6cm，顶端急尖或具小短尖，基部钝、圆或楔形，边全缘，有时具稀疏短缘毛，叶面初时被稀疏、紧贴长粗毛，后变无毛，中脉线状隆起，多少被刺状毛，背面无毛或中脉处被疏短粗毛，脉腋有短束毛或无毛；侧脉每边 4～7 条；叶柄长 4～11mm，下面密被短粗毛；托叶长 3～5mm，顶端截平，干膜质，易碎。顶生头状花序 3～7 个排成伞形花序状；总花梗长 5～10mm，被短柔毛，基部常具 1 枚卵形或线形总苞片；有花 4～10 朵；花萼倒圆锥状，顶端具 2～3 波状齿，外侧一齿特大，三角状披针形；花冠白色，近钟

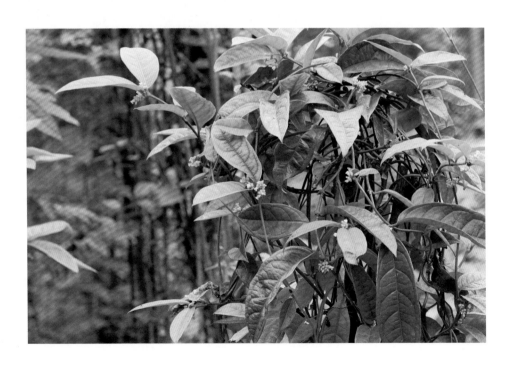

状，长 6 ～ 7mm，冠管长 3 ～ 4mm，顶端收狭呈壶状，通常 3 裂，有时 4 裂或 2 裂，裂片卵形或长圆形，顶端向外隆起，向内钩状弯折，外面被疏短毛，内面中部以下至喉部密被髯毛；雄蕊与花冠裂片同数，着生于裂片侧基部，花丝极短，花药背着；花柱短，棒状，自顶端 2 裂至中部或近基部，裂片等长或不等长，子房每室有胚珠 1 颗。聚合果红色，扁球形或近球形，直径 5 ～ 11mm；核果具分核 2 ～ 4 个；分核三棱形；种子黑色，略呈三棱形，无毛。花期 5—6 月，果期 10—11 月。

【药用】夏、秋季采收，根晒干备用。味辛、甘，性微温。补肾壮阳，强筋骨。治肾虚阳痿、小腹冷痛、风寒湿痹、腰膝酸软、神经衰弱、宫寒不孕、早泄遗精、子宫寒凉、月经不调。用量 3 ～ 9g。

【食用】肉质根可用于炖肉、煲汤，民间也用于泡制药酒。

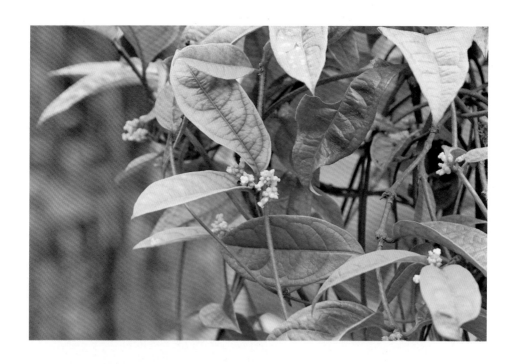

忍冬科 Caprifoliaceae

华南忍冬
Lonicera confusa（Sweet）DC.

【别名】山银花、金银花、左转藤、土忍冬。

【生境】生于海拔 800m 的山地灌丛及平原旷野。

【分布】广东、海南、广西以及我国香港地区；越南、尼泊尔也有分布。

【形态特征】藤本。嫩枝、叶柄、总花梗、萼管和苞片密被灰黄色卷曲短柔毛，有时疏生腺毛。叶纸质，卵形或卵状长圆形，长 3 ～ 7cm，宽 2 ～ 4cm，顶端急尖，有时具短尖头，基部圆形、截平或心形，嫩叶两面均被短柔毛，老时腹面毛渐脱落；下面密被短柔毛，干时边缘稍背卷，被缘毛。双花腋生或生于小枝顶端，有时于侧脉上密聚成具叶的短总状花序，有明显

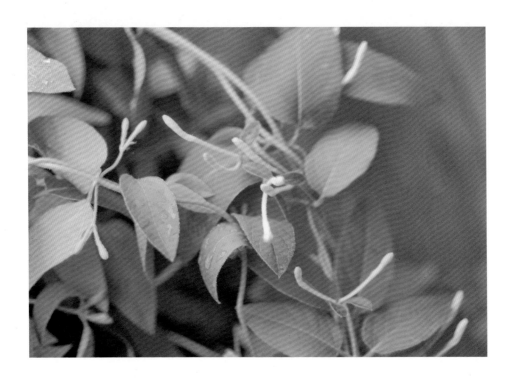

的总苞片；总花梗长 2 ～ 8mm；苞片披针形，长 1 ～ 2mm；小苞片卵形或
卵圆形，长 1mm，密被短柔毛，花白色；花冠 2 唇形，长 3.2 ～ 5cm，管直
或稍弯，外面多少被倒生短柔毛和腺毛，唇瓣较管短；雄蕊和花柱突出花冠
外，花丝无毛。果椭圆形或近圆形，长 6 ～ 10mm，熟时黑色。花期 4—5 月
及 9—10 月（开两次花），果期 8—10 月。

【药用】花、叶、藤药用，夏、秋季采收，晒干备用。味甘、微苦，性
寒。清热解毒。治痈肿疔疮、喉痹、丹毒、热毒血痢、风热感冒、温热发病。
用量 6 ～ 15g。

【食用】干燥花蕾、花可泡茶或配制凉茶。

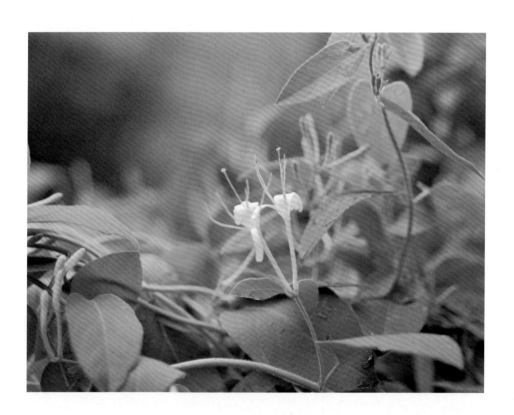

菊科 Asteraceae

五月艾
Artemisia indica Willd.

【别名】小野艾、大艾。

【生境】生于山地、路旁的旷地。

【分布】广东、广西、湖北、湖南、四川、贵州、云南、辽宁、内蒙古、河北、山西、陕西、甘肃、山东、江苏、浙江、安徽、江西、福建、河南、西藏及我国台湾和香港地区；日本、朝鲜、越南、老挝、柬埔寨、缅甸、泰国、菲律宾、新加坡、印度尼西亚、印度、巴基斯坦、尼泊尔、不丹、斯里兰卡、马来西亚也有分布。

【形态特征】半灌木状草本。植株具浓烈香气；茎直立，单生或少数，高80～150cm，褐色或上部微带红色，纵棱明显，分枝多。枝、叶腹面初时被

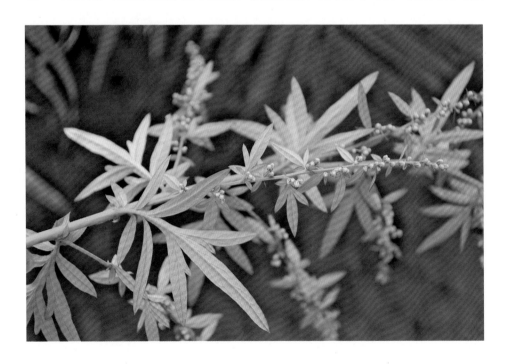

毛，后渐稀疏或无毛，叶背面密被灰白色蛛丝状茸毛；基生叶与茎下部叶卵形或长卵形，花期叶枯萎；中部叶卵形、长卵形或椭圆形，长 5 ～ 8cm，宽 3 ～ 5cm，一至二回羽状全裂或为大头羽状深裂，裂片椭圆状披针形、线状披针形或线形；上部叶羽状全裂。头状花序卵形、长卵形或宽卵形，直径 2 ～ 2.5mm，排成穗状花序式的总状或复总状圆锥花序；总苞片 3 ～ 4 层，外层总苞片略小，中、内层总苞片椭圆形或长卵形；花序托小，凸起；雌花花冠狭管状，花柱伸出花冠外；两性花花冠管状，外面具小腺点，檐部紫色；花药线形，花柱略比花冠长，顶端 2 叉，花后反卷。瘦果长圆形或倒卵形。花果期春、夏季。

【药用】夏、秋季采收，地上部分晒干备用。治功能性子宫出血、先兆流产、痛经、月经不调。用量 3 ～ 6g。外用治湿疹、皮肤瘙痒。外用适量，水煎熏洗。

【食用】嫩茎叶可煮汤、粥或炒鸡蛋等，广东民间常采嫩茎叶与糯米粉制作成艾饼子食用。

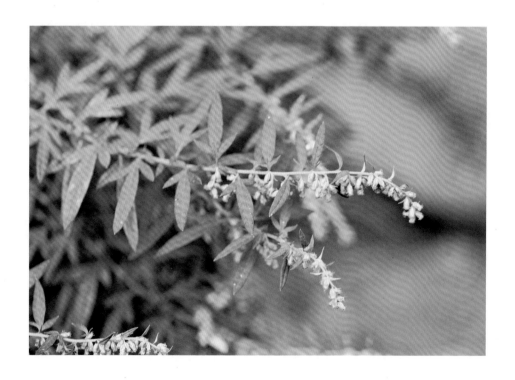

白苞蒿

Artemisia lactiflora Wall. ex DC.

【别名】鸭脚艾、白花艾、鸡甜菜、四季菜、白花蒿、广东刘寄奴、甜菜子、野芹菜、珍珠菊、鸭脚菜。

【生境】多生于林下、林缘、灌丛边缘、山谷等湿润地方。

【分布】我国西部、西南部、南部、东南部、中部至陕西南部；越南、老挝、柬埔寨、新加坡、印度、印度尼西亚也有分布。

【形态特征】多年生草本。茎通常单生，直立，稀2至少数集生，高50～150cm，纵棱稍明显；上半部具开展、纤细、着生头状花序的分枝；茎、枝初时微有稀疏、白色的蛛丝状柔毛，老时脱落。叶薄纸质或纸质，腹面初时有稀疏、不明显的腺毛状的短柔毛，背面初时微有稀疏短柔毛，老时脱落无毛；基生叶与茎下部叶宽卵形或长卵形，二回或一至二回羽状全裂，具长叶柄，花期叶多枯黄；中部叶卵圆形或长卵形，长5.5～12.5cm，宽4.5～8.5cm，二回或一至二回羽状全裂，稀少深裂，每侧有裂片3～4枚，裂片或小裂片形状变化大，卵形、长卵形、倒卵形或椭圆形，基部与侧边中

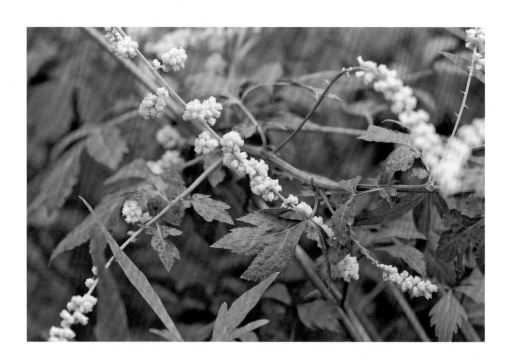

部裂片最大，长 2 ～ 8cm，宽 1 ～ 3cm，顶端渐尖、长尖或钝尖，边缘常有细裂齿或锯齿或近全缘，中轴微有狭翅，叶柄长 2 ～ 5cm，两侧有时有小裂齿，基部具细小的假托叶。头状花序长圆形，直径 1.5 ～ 2.5mm，无梗，基部无小苞叶，在分枝的小枝上具数枚或 10 余枚排成密穗状花序，在分枝上排成复穗状花序，而在茎上端组成开展或略开展的圆锥花序，稀为狭窄的圆锥花序；总苞片 3 ～ 4 层，半膜质或膜质，背面无毛，外层总苞片略短小，卵形，中、内层总苞片长圆形、椭圆形或近倒卵状披针形；雌花 3 ～ 6 朵，花冠狭管状，檐部具 2 裂齿，花柱细长，顶端 2 叉，叉端钝尖；两性花 4 ～ 10 朵，花冠管状，花药椭圆形，顶端附属物尖，长三角形，基部圆钝，花柱与花冠近等长，顶端 2 叉，叉端截形，有睫毛。瘦果倒卵形或倒卵状长圆形。花果期 8—11 月。

【药用】夏、秋季采收，将全草晒干。味甘、微苦，性平。理气，活血，调经，利湿，解毒，消肿。治月经不调、闭经、慢性肝炎、肝硬化、肾炎水肿、白带、荨麻疹、腹胀、疝气。用量 9 ～ 18g。外用治跌打损伤、外伤出血、疮疡、湿疹及烧、烫伤。外用适量鲜品捣烂敷患处，或干粉撒伤处。孕妇忌服。

【食用】嫩茎叶可作野菜、药膳食材，可与肉、鸡蛋煮食，或炒食、炖汤、做馅等。

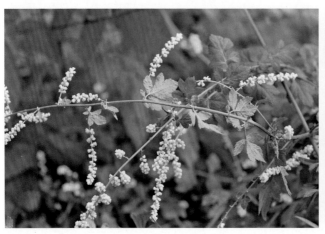
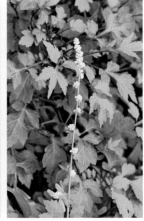

野菊

Dendranthema indicum（Linn.）Des Moul.

【别名】野菊花、路边菊、苦薏、路边黄、山菊花、黄菊仔、菊花脑。

【生境】生于山坡草地、灌丛、河边水湿地、田边及路旁。

【分布】东北、华北、华中、华南及西南各地；印度、日本、朝鲜、苏联也有分布。

【形态特征】多年生草本，高 1.3m，有地下长或短匍匐茎。茎直立或铺散，分枝或仅在茎顶有伞房状花序分枝；茎枝被稀疏的毛，上部及花序枝上的毛稍多或较多。叶柄长 1～2cm，柄基无耳或有分裂的叶耳；基生叶和下部叶花期脱落；中部茎叶卵形、长卵形或椭圆状卵形，长 3～7cm，宽 2～7cm，羽状半裂、浅裂或分裂不明显而边缘有浅锯齿，基部截形、稍心形或宽楔形；绿色或橄榄色，有稀疏的短柔毛，或背面的毛稍多。头状花序直径 1.5～2.5cm，多数在茎枝顶端排成疏松的伞房圆锥花序或少数在茎顶排成伞房花序；总苞片约 5 层，外层卵形或卵状三角形，长 2.5～3mm，中

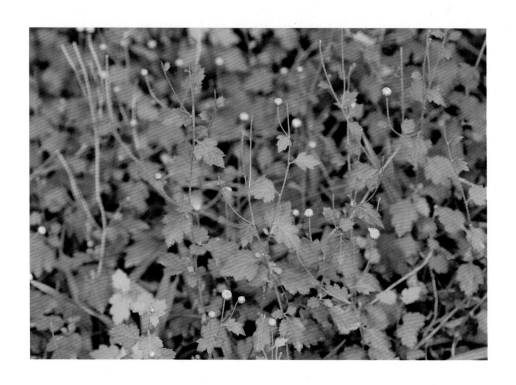

层卵形，内层长椭圆形，长 11mm。全部苞片边缘白色或褐色，宽膜质，顶端钝或圆；舌状花黄色，舌片长 10 ～ 13mm，顶端全缘或 2 ～ 3 齿。瘦果长 1.5 ～ 1.8mm。花期 6—11 月。

【药用】秋季采收，全草或花序晒干备用。味苦、辛，性凉。清热解毒，降压。防治流行性脑脊髓膜炎，预防流行性感冒，治高血压病、肝炎、痢疾、痈疖疔疮、毒蛇咬伤。用量 9 ～ 30g。外用适量鲜品捣烂敷患处。

附方：

预防流行性感冒：野菊花茎叶、鱼腥草、金银藤各 30g，加水 500ml，煎至 200ml，每次服 20 ～ 40ml，每日 3 次。

治感冒：野菊花、木棉花、岗梅根、东风橘、五指柑（黄荆）叶各 15g，玉叶金花 3g。水煎服，连服 3 日。

治湿疹，皮炎：野菊花全草 500g。加水 1 000ml，煎至 500ml，过滤后湿敷患处。

【食用】干燥的花适宜泡茶饮用。

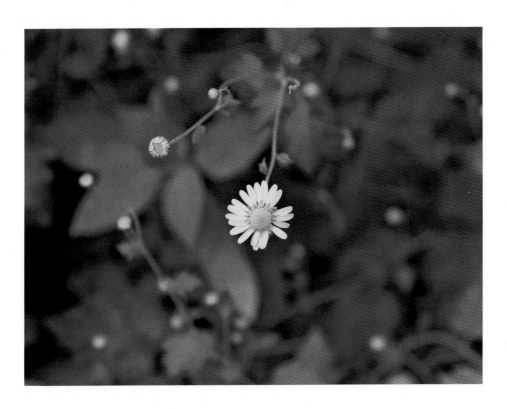

地胆草

Elephantopus scaber Linn.

【别名】草鞋根、草鞋底、地胆头、磨地胆、苦地胆、鹿耳草、理肺散。

【生境】生于旷野、山坡、路旁、山谷、林缘。

【分布】海南、广东、广西、浙江、江西、福建、湖南、贵州、云南及我国台湾地区；美洲、亚洲、非洲也有分布。

【形态特征】多年直立草本，根状茎具多数纤维状根。高 30～60cm，被白色紧贴粗毛；茎二歧分枝。基部叶花期存在，莲座状，匙形或倒披针形，长 5～16cm，宽 2～4cm，顶端钝或急尖，基部渐狭，边缘稍具钝锯齿，茎叶少而小，倒披针形或长圆状披针形，向上渐小，叶腹面被疏长糙毛，背面密被长硬毛和腺点；头状花序多数，在茎或枝端束生球状的复头状花序，基部被 3 个叶状苞片包围；苞片绿色，宽卵形或长圆状卵形，长 1～1.5cm，宽 0.8～1cm，顶端渐尖，具明显凸起的脉，被长糙毛和腺点；总苞长 8～10mm，宽约 2mm；总苞片绿色或上端紫红色，长圆状披针形，顶端渐尖而具刺尖，具 1 脉或 3 脉，被短糙毛和腺点；花 4 个，淡紫色或粉红色，花冠长 7～9mm，管部长 4～5mm。瘦果长圆状线形，长约 4mm，顶端截形，基部缩小，具棱，被短柔毛；冠毛污白色，基部有 5（或 6）条加宽的刚毛，长 4～5mm，基部宽扁。花期 7—11 月。

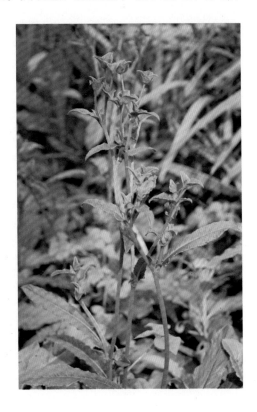

【药用】全草药用，晒干备用。味苦，性凉。清热解毒，利尿消肿。治感冒、急性扁桃体炎、咽喉炎、眼结膜炎、流行性乙型脑炎、百日咳、急性黄疸型肝炎、肝硬化、急性肾炎、慢性肾炎、疖肿、湿疹。用量 15 ～ 30g；外用鲜草适量捣烂敷患处。
孕妇慎服。

　　附方：

　　防治流行性感冒、上呼吸道感染：地胆草、紫珠草、黑面神叶各 30g，
大青叶、黄皮叶各 15g。水煎服，每日 1 剂，分 2 次服。

　　【食用】根状茎药膳食材，民间用于煲鸡汤、鸭汤、骨头汤等，如地胆头
瘦肉汤、地胆草老鸭汤等。

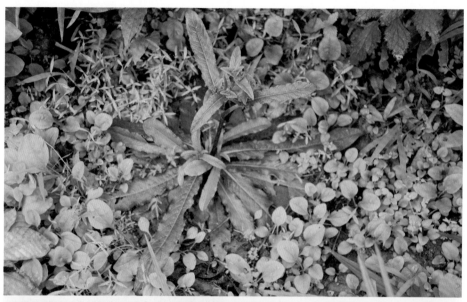

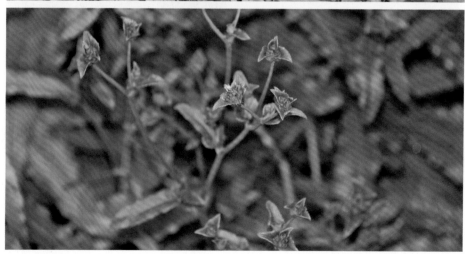

一点红
Emilia sonchifolia（Linn.）DC.

【别名】红背叶、叶下红、羊蹄草、红青叶、红头草。

【生境】生于山坡草地、荒地、田边和耕地上。

【分布】广东、海南、云南、贵州、四川、湖北、湖南、江苏、浙江、安徽、福建及我国台湾和香港地区；亚洲热带和非洲也有分布。

【形态特征】直立或近直立、一年生草本。根垂直。茎直立或斜升，高10～40cm，稍弯，通常自基部分枝，灰绿色，无毛或疏被柔毛。叶稍带肉质，下部叶密集，大头羽状分裂，长5～10cm，宽2.5～6.5cm，顶生裂片大，宽卵状三角形，顶端钝或近圆形，具不规则的齿，侧生裂片通常1对，长圆形或长圆状披针形，顶端钝或尖，具波状齿，腹面深绿色，背面常变紫色，两面被短卷毛；中部茎叶疏生，较小，卵状披针形或长圆状披针形，无柄，基部箭状抱茎，顶端急尖，全缘或有不规则细齿；上部叶少数，线形。头状花序长10～12mm，后伸长达14mm，在开花前下垂，花后直立，通常2～5cm，无苞片，总苞圆柱形，长8～14mm，宽5～8mm，基部无小苞片；总苞片1层，8～9枚，长圆状线形或线形，黄绿色，约与小花等长，顶端渐尖，边缘窄膜质，背面无毛。小花花冠粉红色或紫红色。瘦果长约3mm，细圆柱状，有5纵肋，顶端有柔软的白色冠毛。花果期7—10月。

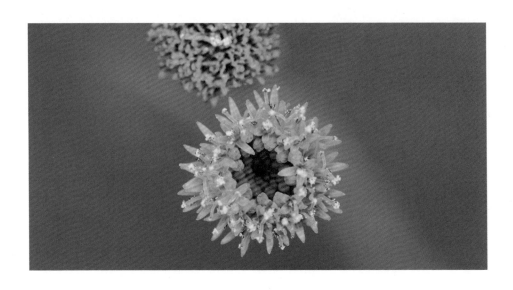

【药用】全草晒干备用。味苦，性凉。清热利尿，散瘀消肿。治上呼吸道感染、咽喉肿痛、口腔溃疡、肺炎、急性肠炎、细菌性痢疾、泌尿系统感染、睾丸炎、乳腺炎、疖肿疮疡、皮肤湿疹、跌打损伤。用量 15～30g；外用适量鲜品捣烂敷患处。

附方：

治小儿上呼吸道感染，急性扁桃体炎：一点红、古羊藤各等量，每千克煎浓液 1000ml。3 个月至 3 岁，每次 20～40ml；3 岁以上酌增。

治大叶性肺炎：一点红、岗梅各 30g，十大功劳 15～30g。水煎服，分 2 次服，每日 1 剂。

【食用】嫩茎叶含粗蛋白、粗纤维、维生素 C 等，营养成分较高，常用于炒食或煮汤。

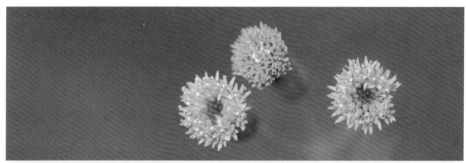

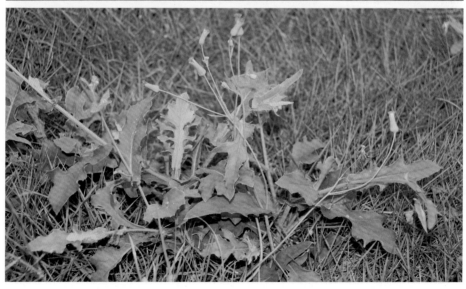

白子菜

Gynura divaricata（Linn.）DC.

【别名】白背三七、白东枫、玉枇杷、三百棒、厚面皮、鸡菜。

【生境】生于荒地、草坡或田边。

【分布】广东、海南、云南及我国香港和澳门地区；越南、印度、中南半岛也有分布。

【形态特征】多年生草本。高 30 ～ 60cm。叶肉质，通常集中于下部，具柄或近无柄；叶片卵形、椭圆形或倒披针形，长 2 ～ 15cm，顶端钝或急尖，基部楔状或下延成叶柄，近截形或微心形，边缘具粗齿，有时提琴状裂，稀全缘，叶面绿色，背面带淡紫色，细脉常连接成近平行的长圆形细网，干时呈清晰的黑线，两面被短柔毛；叶柄有短柔毛，基部有卵形或半月形具齿的耳。上部叶渐小，苞叶状，狭披针形或线形，羽状浅裂，无柄，略抱茎。头状花序直径 1.5 ～ 2cm，通常 3 ～ 5 个在茎或枝端排成疏伞房状圆锥花序，常呈叉状分枝；花序梗长 1 ～ 15cm，被密短柔毛，具 1 ～ 3 线形苞片。总苞钟状，长 8 ～ 10mm，基部有数个线状或丝状小苞片。小花橙黄色，有香气，略伸出总苞；花冠长 11 ～ 15mm，管部细，长 9 ～ 11mm，上部扩大，裂片长

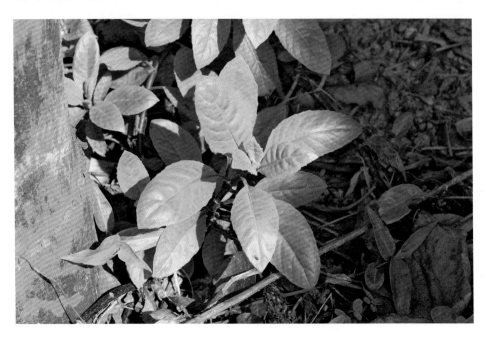

圆状卵形，顶端红色。花药基部钝或微箭形；花柱分枝细，有锥形附器，被乳头状毛。瘦果圆柱形，长约 5mm，褐色，具 10 条肋，被微毛；冠毛白色，绢毛状，长 10～12mm。花果期 8—10 月。

【药用】全草药用，夏、秋季采收，晒干备用或鲜用。味甘、淡，性寒，有小毒。清热解毒，舒筋接骨，凉血止血。治支气管肺炎、小儿高热、百日咳、目赤肿痛、风湿关节痛、崩漏。用量 9～15g，水煎或泡酒服。外用治跌打损伤、骨折、外伤出血、乳腺炎、疮疡疖肿及烧、烫伤。外用适量鲜品捣烂敷患处。

【食用】嫩茎叶可炒食或焯水凉拌或与鱼、肉类及蛋等煮汤食用。

【禁忌】因含吡咯西里啶生物碱成分，对肝脏有毒性作用。

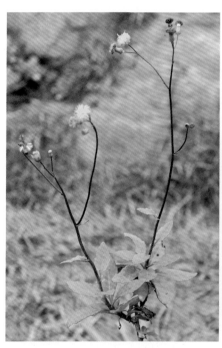
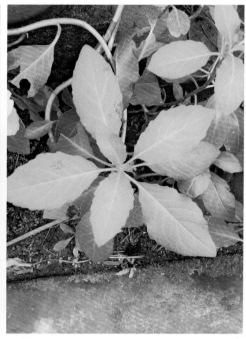

菊芋

Helianthus tuberosus Linn.

【别名】菊诸、五星草、洋姜、番羌。

【生境】生于路旁、田野、旷野。

【分布】华南地区逸为野生。原产北美洲。

【形态特征】多年生草本，具块茎。高 1～3m，中上部有分枝，被白色短糙毛或刚毛。叶对生，或上部部分叶互生，下部叶卵圆形或卵状椭圆形，长 10～16cm，宽 3～6cm，顶端急尖或渐尖，边缘有粗锯齿，基部宽楔形、圆形或微心形；离基三出脉；叶面被白色短粗毛，背面被柔毛；叶具长柄。头状花序少数或多数，单生茎端及分枝端，并在茎上排成伞房花序状；总苞片多层，披针形，背面被短伏毛，边缘被缘毛；托片长圆形；舌状花 12～20朵，舌片黄色，不育；管状花花冠黄色。瘦果小，楔形；冠毛为 2～4 枚膜片，上端具扁芒。花期 8—9 月。

【药用】全草药用，晒干备用。味甘、微苦，性凉。清热凉血，消肿。治热病、肠热出血、骨折肿痛、跌打损伤。用量 9～15g；外用鲜品捣烂敷患处。

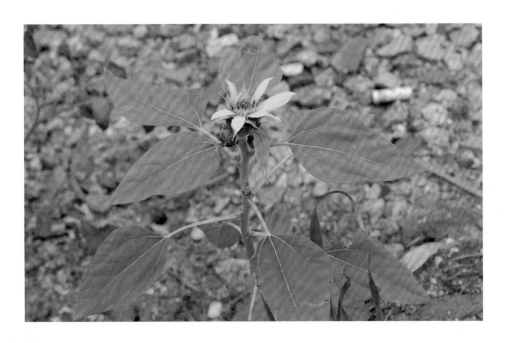

【食用】新鲜块茎中约含有 18% 的菊糖，在医药上又是治疗糖尿病的良药。块茎是一种味美的蔬菜，并可加工制成泡菜或酱菜等，还可加工成休闲食品或保健食品。

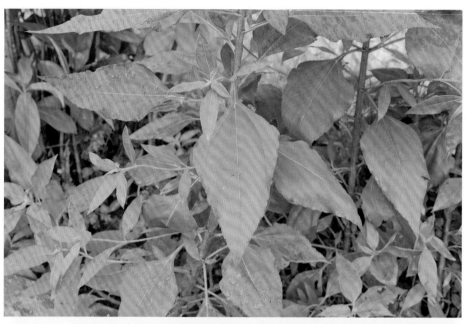

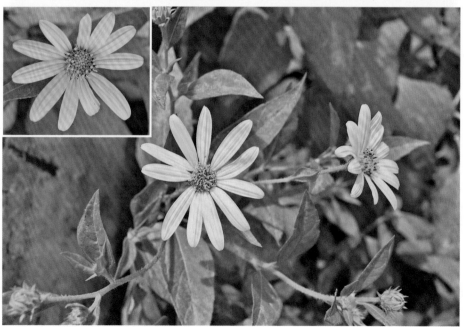

马兰

Aster indicus Linn.

【别名】鱼鳅串、泥鳅串、田边菊、路边菊、鸡儿肠、马兰头、蓑衣莲。

【生境】生于山谷、山坡、田边路旁或荒地上。

【分布】广西、海南、广东、四川、云南、贵州、陕西、河南、湖北、湖南、江西、福建、浙江、安徽、江苏、山东、辽宁及我国台湾和香港地区；朝鲜、日本、中南半岛、印度也有分布。

【形态特征】根状茎有匍匐枝。茎直立，高30～70cm，通常上部或从下部起有分枝。茎生叶倒披针形或倒卵状长圆形，基部渐狭成具翅的长柄，上部的叶较小、全缘，基部急狭无柄。头状花序单生于枝顶并排列成疏伞房状。总苞半球形，直径6～9mm；总苞片2～3层，覆瓦状排列，外层倒披针形；内层倒披针状长圆形，上部草质，有疏短毛，边缘膜质，有缘毛。花托圆锥形。舌状花1层；舌片浅紫色；管状花密被短毛。瘦果倒卵状长圆形，极扁，褐色，边缘浅色而有厚肋，顶部被腺及短柔毛。冠毛长0.1～0.8mm，弱而易脱落，不等长。花期5—9月，果期8—10月。

【药用】全草药用，春、秋采收、切段晒干备用。味苦、辛，性寒。清热解毒，散瘀止血，消积。治感冒发热、咳嗽、急性咽炎、扁桃体炎、流行性

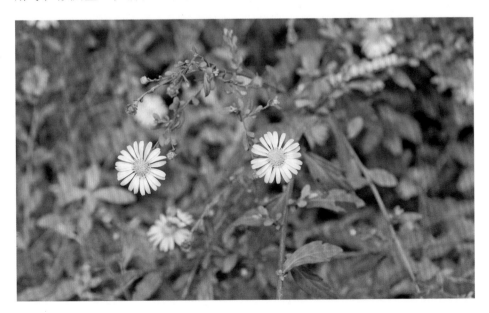

腮腺炎、传染性肝炎、胃溃疡、十二指肠溃疡、小儿疳积、肠炎、痢疾、吐血、衄血、崩漏、月经不调。用量 15 ～ 30g。外用治疮疖肿毒、乳腺炎、外伤出血。外用适量鲜品捣烂敷患处。

附方：

预防流行性感冒：马兰 9g，紫金牛 12g，大青木根、栀子根、金银藤各 15g。水煎服，每日 1 ～ 2 次。上药为成人 1 日量，大多数人服用，可按人数加量煎服。于流行期间连服 3 ～ 5 日。

治传染性肝炎：鲜马兰 50g，酢浆草、地耳草、兖州卷柏各鲜草 15 ～ 30g。水煎服。

治口腔炎：马兰、海金沙各 30g。水煎服。

治急性支气管炎：马兰根 60 ～ 120g，豆腐 1 ～ 2 块。放盐煮食。

治胃、十二指肠溃疡：鲜马兰 30g，石菖蒲 6g，野鸦椿 15g。水煎服。

治紫癜症：马兰、地锦草各 15g。水煎服。

治大便出血：马兰、荔枝草各 30g。水煎服。

治外伤出血：鲜马兰适量，捣烂敷局部。

【食用】采其嫩头做菜食用，在烹煮马兰时，先在开水中焯片刻，以去除其中的鞣酸后炒食，或开水烫熟后处理，加调味品、麻油凉拌食用，味道鲜美可口。

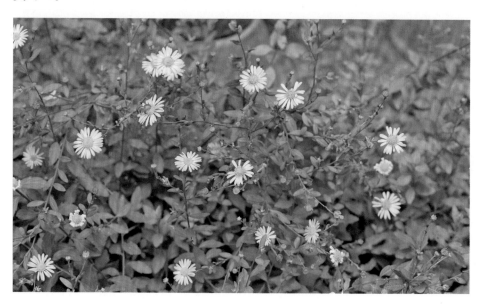

茄科 Solanaceae

枸杞

Lycium chinense Mill.

【别名】杞子（果实）、地骨皮（根皮）、狗奶子、狗牙根、狗牙子、牛吉力、红珠仔刺、枸杞菜。

【生境】生于山坡、荒地、丘陵地、盐碱地、路旁及村边宅旁。

【分布】我国东北、河北、山西、陕西、甘肃南部以及西南、华中、华南和华东各省（区）；朝鲜、日本、欧洲有栽培或逸为野生。

【形态特征】落叶灌木，高 0.5 ～ 2m，全株无毛。茎绿色变淡灰色，具棱和枝刺，具叶和花的枝刺较长，顶端锐尖成刺状。叶单生或 2 ～ 4 簇生，纸质，卵形、长椭圆形或卵状披针形，顶端急尖或钝，基部楔形，长 1.5 ～ 6cm；叶柄长 0.4 ～ 1cm。花在长枝上单生或双生叶腋，在具簇生叶短枝上与叶同簇生；花梗长 0.4 ～ 2cm。花萼绿色，长 3 ～ 5mm；花冠紫色，漏斗状，长 6 ～ 12mm，管部由下向上骤然扩大，内披一圈茸毛，冠檐 5 深裂，裂片稍长于冠管，卵形；雄蕊 5 枚，稍短于花冠，或因花冠裂片外展而

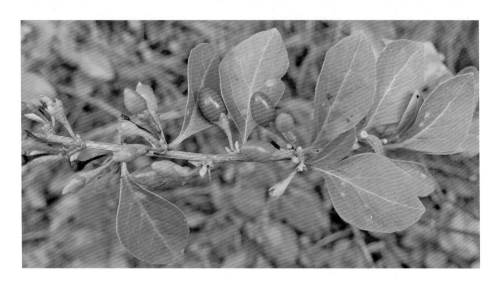

伸出花冠，花丝近基部密被茸毛；花柱较雄蕊长。浆果卵形至椭圆形，长7～15mm，熟时变橙红色至绯红色，种子扁肾形，黄色，长约2.5mm。花果期6—11月。

【药用】根皮、果实晒干备用。地骨皮（根皮）：味甘，性寒。清热退烧，凉血，降血压。治肺结核低热、肺热咳嗽、糖尿病、高血压。用量6～12g。

杞子（果实）：味甘，性平。滋补肝肾，益精明目。治肾虚精血不足、腰脊酸痛、性神经衰弱、头目眩晕、视力减退。用量6～12g。

附方：

治肾虚腰痛：枸杞子、金狗脊各12g。水煎服。

治肺热咳嗽：地骨皮12g，桑白皮、知母各9g，黄芩、甘草各6g。水煎服。

治肝肾不足，头晕盗汗，迎风流泪：枸杞子、菊花、熟地黄、淮山药各12g，山萸肉、丹皮、泽泻各9g。水煎服。

【食用】嫩茎叶和果实食用，嫩茎叶可作为蔬菜单炒或配菜炒肉，也可凉拌、做汤和煮粥、泡酒（桑葚枸杞酒）和泡茶等，如枸杞叶粥、枸杞叶猪肝汤、枸杞叶羊腰汤、清炒枸杞菜、枸杞叶炒肉丝、枸杞叶鸡蛋汤、枸杞蒸蛋、枸杞莲子鸡汤等。

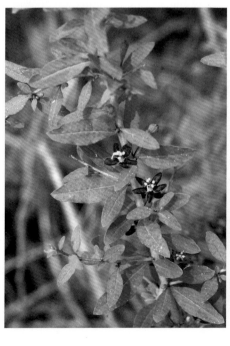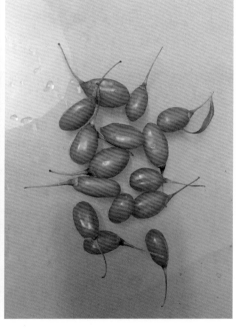

旋花科 Convolvulaceae

番薯
Ipomoea batatas（Linn.）Lam.

【别名】白薯、红薯、甘薯、地瓜、红苕。

【生境】栽培。

【分布】原产南美洲及安的列斯群岛，现已广泛栽培于热带、亚热带地区。

【形态特征】一年生草质藤本。地下部分具圆形、椭圆形或纺锤形的块根，块根的形状、皮色和肉色因品种或土壤不同而异。茎平卧或上升，偶有缠绕，多分枝，圆柱形或具棱，绿色或紫色，被疏柔毛或无毛，茎节易生不定根。叶片形状、颜色常因品种不同而异，也有时在同一植株上具有不同叶形，通常为宽卵形，长 4～13cm，宽 3～13cm，全缘或 3～7 裂，叶片基部心形或近于平截，顶端渐尖，两面被疏柔毛或近于无毛，叶色有浓绿色、黄绿色、紫绿色等，顶叶的颜色为品种的特征之一；叶柄长 2.5～20cm，被疏柔毛或无毛。聚伞花序腋生，通常 1～3 朵，偶有 7 朵花聚集成伞形，花序

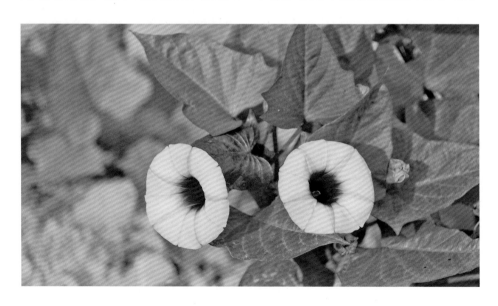

梗长 2～10.5cm，无毛或有时被疏柔毛；苞片小，披针形，长 2～4mm，早落；花梗长 2～10mm；萼片长圆形或椭圆形，不等长，外萼片长 7～10mm，内萼片长 8～11mm，无毛或疏生缘毛；花冠粉红色、白色、淡紫色或紫色，钟状或漏斗状，长 3～4cm，外面无毛。开花习性随品种和生长条件而不同，有些品种容易开花，有些品种在气候干旱时才会开花，在气温高、日照短的地区常见开花，温度较低的地区少有开花。蒴果卵形或扁圆形，有假隔膜分为 4 室。种子 1～4 粒，通常 2 粒，无毛。

【药用】根、藤药用，晒干备用。味甘、涩，性微凉。补中，生津，止血，排脓。

附方：

治胃及十二指肠溃疡出血：干根研粉，每日 3 次，第一次服 120g，以后每次服 60g，温开水调匀服。

治崩漏：鲜藤 60g，烧炭存性，冲甜酒服。

治无名肿毒：鲜根适量，捣烂敷患处。

【食用】番薯为我国主要粮食，也是食品加工、淀粉和酒精制造的重要原料，嫩茎叶或叶柄去皮作蔬菜食用。

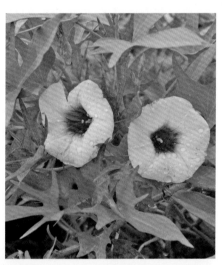

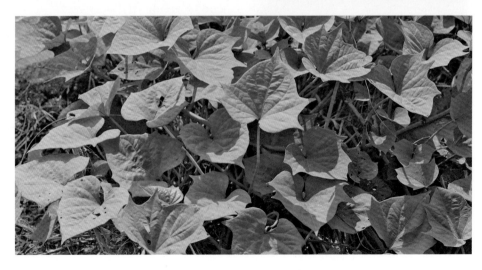

爵床科 Acanthaceae

狗肝菜

Dicliptera chinensis（Linn.）Juss.

【别名】路边青、青蛇仔。

【生境】生于林下或山谷、溪旁、村边、路旁阴湿处。

【分布】广东、海南、广西、福建、云南及我国台湾、香港、澳门等地；越南也有分布。

【形态特征】草本，高 20 ～ 80cm；茎外倾或上升，具 6 条钝棱和浅沟，节常膨大膝曲状，近无毛或节处被疏柔毛。叶卵状椭圆形，顶端短渐尖，基部阔楔形或稍下延，长 2 ～ 7cm，宽 1.5 ～ 3.5cm，纸质，深绿色，两面近无毛或背面脉上被疏柔毛。花序腋生或顶生，由 3 ～ 4 个聚伞花序组成，每个聚伞花序有 1 至少数花，具长 3 ～ 5mm 的总花梗，下面有 2 枚总苞状苞片，总苞片阔倒卵形或近圆形，稀披针形，大小不等；小苞片线状披针形，长约

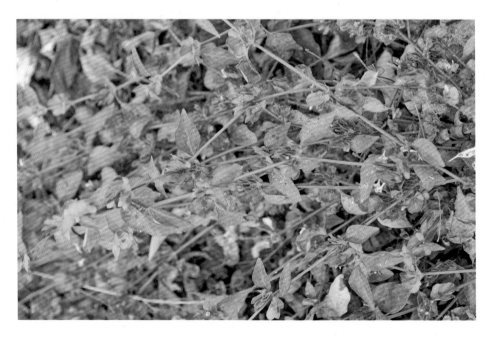

4mm；花萼裂片5枚，钻形，长约4mm；花冠淡紫红色，长10～12mm，外面被柔毛，2唇形，上唇阔卵状近圆形，全缘，有紫红色斑点，下唇长圆形，3浅裂；雄蕊2枚，花丝被柔毛，药2室，卵形，一上一下。蒴果长约6mm，被柔毛，开裂时由蒴果底弹起，具种子4粒。

【药用】夏、秋季采收，将全草晒干备用。味甘、淡，性凉。清热解毒，凉血利尿。治感冒高热、斑疹发热、流行性乙型脑炎、风湿性关节炎、眼结膜炎、小便不利。用量15～30g。外用治带状疱疹、疖肿。外用适量鲜品捣烂敷患处。

附方：

治感冒发热：狗肝菜、牡荆叶、岗梅叶各2kg，积雪草、香薷、青蒿、甘草各1.5kg。将上药晒干，共研细粉，分装，每包6g，每次1～3包，每日3次，开水冲服。

治流行性乙型脑炎：狗肝菜30g，地胆草、积雪草、刺针草、车前草各15g（鲜品加倍）。水煎服。根据病情，每日服1～3剂。

【食用】嫩茎叶可炒食或煮汤食用，如狗肝菜鲫鱼汤、狗肝菜黄豆糖水、狗肝菜鸭蛋汤、狗肝菜豆腐汤等。

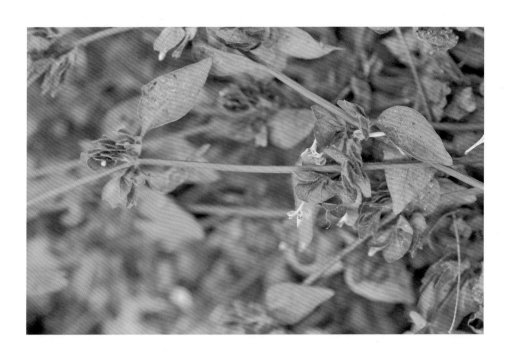

唇形科 Lamiaceae

藿香

Agastache rugosa（Fisch. et Mey.）O. Ktze.

【别名】土藿香、排香草、水麻叶、大薄荷、苏藿香、白荷、五香菜。

【生境】栽培于土层深厚、肥沃、排水良好的地方。

【分布】我国南北各地均有栽培；俄罗斯、朝鲜、日本和北美洲亦有栽培。

【形态特征】多年生草本，高 0.5 ～ 1.5m，四棱形。叶心状卵形至长圆状披针形，长 4.5 ～ 10cm，宽 3 ～ 6.5cm，向上渐小，顶端尾状长渐尖，基部心形，稀截形，边缘具粗齿，纸质，叶面橄榄绿色，近无毛，背面略淡，被微柔毛及点状腺体；叶柄长 1.5 ～ 3.5cm。轮伞花序多花，在主茎或侧枝上组成顶生密集的圆筒形穗状花序，穗状花序长 2.5 ～ 12cm，直径 1.8 ～ 2.5cm；

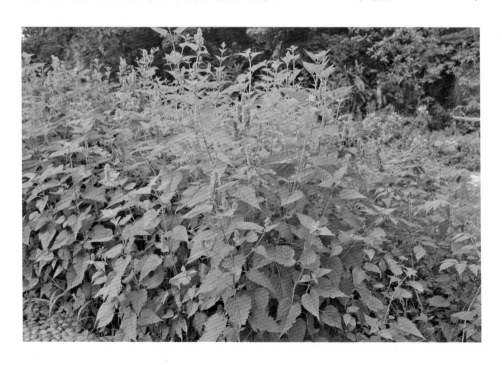

花序基部的苞叶长不超过 5mm，披针状线形，长渐尖，苞片形状与之相似，较小，长 2～3mm；轮伞花序具短梗，总梗长约 3mm，被腺质微柔毛；花萼管状倒圆锥形，长约 6mm，宽约 2mm，被腺质微柔毛及黄色小腺体，稍带浅紫色或紫红色，喉部微斜，萼齿三角状披针形，后 3 齿长约 2.2mm，前 2 齿稍短；花冠淡紫蓝色，长约 8mm，外被微柔毛，冠筒基部宽约 1.2mm，微超出于萼，向上渐宽，至喉部宽约 3mm，冠檐二唇形，上唇直伸，顶端微缺，下唇 3 裂，中裂片较宽大，长约 2mm，宽约 3.5mm，平展，边缘波状，基部宽，侧裂片半圆形；雄蕊伸出花冠，花丝细，扁平，无毛；花柱与雄蕊近等长，丝状，呈顶端相等的 2 裂；花盘厚环状；子房裂片顶部具茸毛。成熟小坚果卵状长圆形，长约 1.8mm，宽约 1.1mm，腹面具棱，顶端具短硬毛，褐色。花期 6—9 月，果期 9—11 月。

【药用】全草药用，晒干备用。味辛，性微温。解暑化湿，行气和胃。治中暑发热、头痛胸闷、食欲不振、恶心、呕吐、泄泻。用量 6～12g。外用治手、足癣。外用适量。

【食用】嫩茎叶食用，嫩茎叶放入开水中焯片刻，捞出后放入冷水中浸泡 10min，切段、腌渍、炒食；也可作煮肉的调味品，特别是炖鱼放少量可去腥味。

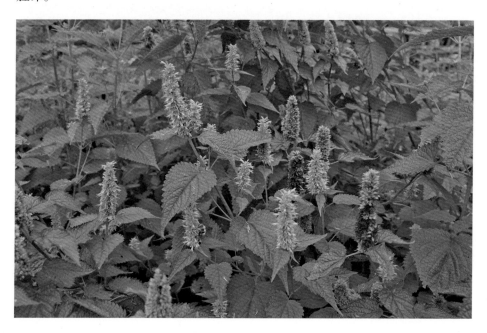

益母草

Leonurus japonicus Houtt.

【别名】益母艾、茺蔚、九重楼、野天麻、益母花、童子益母草。

【生境】生于村边、路旁、旷野或荒地上。

【分布】我国南北各地；俄罗斯、日本、朝鲜，亚洲热带、非洲和美洲也有分布。

【形态特征】一年生草本，高 30～120cm。茎钝四棱形，有倒向糙伏毛条。叶变化很大，茎下部叶轮廓为卵形，基部宽楔形，掌状 3 裂，裂片呈长圆状菱形至卵圆形，长 2.5～6cm，宽 1.5～4cm，裂片上再分裂，腹面绿色，有糙伏毛，背面淡绿色，被疏柔毛及腺点，叶柄纤细，长 2～3cm，由于叶基下延而在上部略具翅，腹面具槽，背面圆形，被糙伏毛；茎中部叶菱形，较小。轮伞花序腋生；小苞片刺状，向上伸出，基部略弯曲，比萼筒短，长约 5mm，有贴生的微柔毛；花梗无；花萼管状钟形，长 6～8mm，外面有贴生微柔毛；花冠粉红色至淡紫红色，长 1～1.2cm，在伸出萼筒部分被柔毛，冠筒长约 6mm，内面在离基部 1/3 处有近水平向的不明显鳞毛毛环，毛环在背面间断，其上部疏被鳞状毛，冠檐二唇形，上唇直伸，内凹，长圆形，长约 7mm，宽 4mm，全缘，内面无毛，边缘具纤毛，下唇略短于上唇，内面在基部疏被鳞状毛，3 裂，中裂片倒心形，顶端微缺，边缘薄膜质，基部收缩，侧裂片卵圆形，细小；雄蕊 4；花盘平顶；子房褐色，无毛。小坚果长圆状三棱形，顶端截平而略宽大，基部楔形，淡褐色。花期通常在 6—9 月，果期 9—10 月。

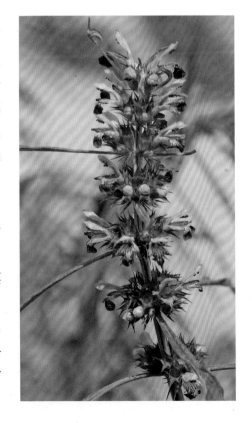

【药用】全草药用。味苦、辛，性微寒。活血调经，祛瘀生新，利尿消肿。治月经不调、闭经、产后瘀血腹痛、肾炎浮肿、小便不利、尿血。用量9～30g。外用治疮疡肿毒。外用适量，研粉或鲜品捣烂敷或水煎洗患处。

附方：

治月经不调、痛经、产后及刮宫后子宫恢复不良：①鲜益母草120g，鸡血藤60g。水煎加红糖服用，每日1剂。②益母片，每次5片，每日2～3次。

治急性肾炎浮肿：鲜益母草180～240g（干品90～120g，均用全草），加水700ml，文火煎至300ml，分2次服，每日1剂。

治流产后胎盘残留（加味生化汤）：当归、益母草各15g，川芎、桃仁、红花、炮姜、艾叶各9g，熟地、丹皮各18g。重症每日2剂，轻症每日1剂。

治产后腹痛、子宫复旧不良：益母草12g，生蒲黄、川芎各6g，当归、山楂炭各9g。水煎服。

【食用】嫩苗或嫩茎叶可炒肉、炒蛋或煮汤食用，常见食谱有益母草炒肝片、益母草红枣瘦肉汤等。

益母草炒肝片：将益母草嫩茎叶洗干净，于开水中焯透后沥干水、切段；猪肝切成薄片，将锅置旺火上，用花生油烧至六成熟装盘备用；煸葱花、姜末，下肝片、益母草、盐炒匀，装盘即可食用。

益母草红枣瘦肉汤：益母草75g、红枣6粒、猪瘦肉200g、盐6g，将红枣去核，猪瘦肉切块，所有材料洗干净后放入锅内，加清水适量，大火煮开后，改小火煮半小时，加盐调味即可饮用。

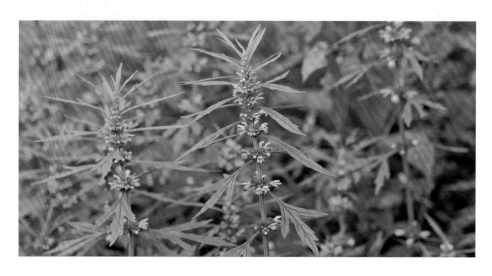

薄荷

Mentha canadensis Linn.

【别名】野薄荷、南薄荷、夜息香、野仁丹草、见肿消。

【生境】生于沟边、田边、水旁潮湿地。

【分布】我国南北各地；朝鲜、日本，亚洲热带地区、俄罗斯远东地区及北美洲（南达墨西哥）也有分布。

【形态特征】多年生草本。茎直立，高 30 ～ 60cm，锐四棱形，具四槽，上部被倒向微柔毛，下部仅沿棱上被微柔毛，多分枝。叶片长圆状披针形、披针形、椭圆形或卵状披针形，稀长圆形，长 3 ～ 5cm，宽 0.8 ～ 3cm，顶端锐尖，基部楔形至近圆形，边缘在基部以上疏生粗大的牙齿状锯齿，侧脉 5 ～ 6 对，腹面绿色，沿脉上密生，余部疏生微柔毛；叶柄长 2 ～ 10mm，腹凹背凸，被微柔毛。轮伞花序腋生，球形，具梗或无梗；花梗纤细，长 2.5mm，被微柔毛或近于无毛；花萼管状钟形，长约 2.5mm，外被微柔毛及腺点；花冠淡紫色，长 4mm，外面略被微柔毛，内面在喉部以下被微柔毛，其余 3 裂片近等大，长圆形，顶端钝；雄蕊 4，前对较长，长约 5mm，均伸

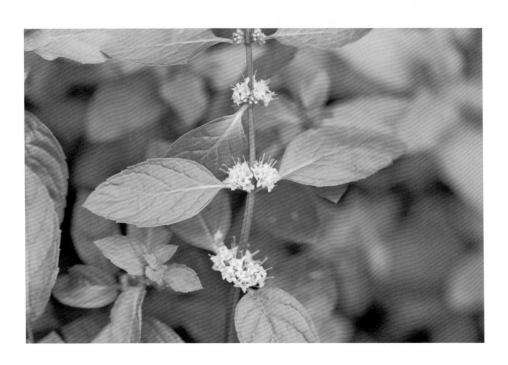

出花冠外，花丝丝状，无毛，花药卵圆形，2室，室平行；花柱略超出雄蕊，顶端近相等2浅裂，裂片钻形；花盘平顶。小坚果卵珠形，黄褐色，具小腺窝。花期7—9月，果期10月。

【药用】将全草晒干备用。味辛，性凉。疏散风热，清利头目。治感冒风热、头痛、目赤、咽痛、牙痛、皮肤瘙痒。用量3～9g。

【食用】嫩茎叶可作蔬菜或调料，可生食、炒食（炒蛋、炒肉等）或煮汤（薄荷桔梗瘦肉汤），亦可制香茶（柠檬薄荷冰茶）、香酒等饮品。

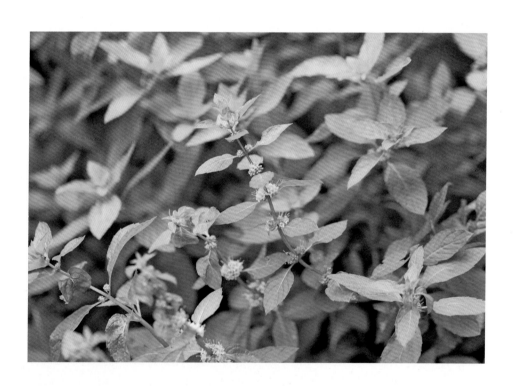

留兰香
Mentha spicata Linn.

【别名】绿薄荷、香花菜、香薄荷、青薄荷、血香菜、狗肉香、土薄荷、鱼香菜。

【生境】生于沟谷、田边潮湿的草丛中。

【分布】原产欧洲南部、加那利群岛、马德拉群岛、苏联。我国广东、广西、四川、贵州、云南、江苏、浙江、河北等地有栽培或逸为野生。

【形态特征】多年生草本。茎直立，高 40 ～ 130cm，无毛或近于无毛，绿色，钝四棱形，具槽及条纹，不育枝仅贴地生。叶无柄或近于无柄，卵状长圆形或长圆状披针形，基部宽楔形至近圆形，边缘具尖锐而不规则的锯齿，草质，腹面绿色，背面灰绿色，侧脉 6 ～ 7 对，与中脉在上面多少凹陷，背面明显隆起且带白色。轮伞花序生于茎及分枝顶端，呈长 4 ～ 10cm、间断但向上密集的圆柱形穗状花序；花冠淡紫色，长 4mm，两面无毛，冠筒长 2mm，冠檐具 4 裂片，裂片近等大，上裂片微凹；雄蕊 4 枚，伸出，近等长，花丝丝状，无毛，花药卵圆形 2 室；花柱伸出花冠很多，顶端相等 2 浅裂，裂片钻形；花盘平顶。子房褐色，无毛。花期 7—9 月。

【药用】全草晒干备用。味辛、甘，性微温。祛风散寒，止咳，消肿解毒。治感冒咳嗽、胃痛、腹胀、神经性头痛。用量 15 ～ 30g。外用治跌打肿痛、眼结膜炎、小儿疮疖。外用适量鲜品捣烂敷患处，绞汁点眼。

【食用】嫩枝叶常作调味香料食用。植株含芳香油，含油率 0.6% ～ 0.7%，其油称留兰香油或绿薄荷油，主要用于牙膏、口香糖、糖果、香皂用香料。

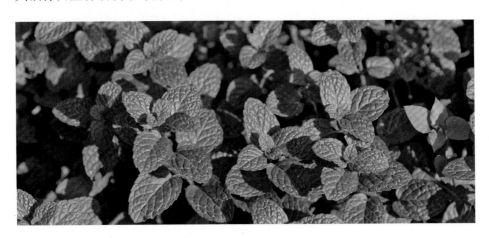

紫苏

***Perilla frutescens*（Linn.）Britt.**

【别名】红勾苏、白苏、赤苏、香苏、臭苏、黑苏。

【生境】常见栽培于村边园圃。

【分布】全国各地广泛栽培；不丹，印度，中南半岛，南至印度尼西亚（爪哇），东至日本，朝鲜也有。

【形态特征】一年生草本，高 50～130cm。茎直立，单一或少数分枝，茎绿色或基部微紫色，钝四棱形，被长柔毛。叶柄长 3～4cm，被柔毛；叶阔卵形或近圆形，长 4～12cm，宽 4～9cm，顶端渐尖或急尖，基部宽楔形，基部以上的边缘具粗锯齿，两面绿色或紫色，或仅背面紫色，腹面被疏柔毛，背面被贴生柔毛。轮伞花序着生在茎顶端叶腋，形成长的总状花序；苞片宽卵圆形或近圆形，顶端渐尖，边缘膜质；花萼钟形，长约 3mm，下部被柔毛及腺点，里面喉部有疏柔毛环，花萼 2 唇形，上唇宽大，3 齿，长方形，顶端具硬尖，下唇比上唇稍长，2 齿，披针形；花冠白色或紫红色，外面略被微柔毛，里面在下唇片基部被微柔毛，冠檐二唇形，上唇微缺，下唇 3 裂，中裂

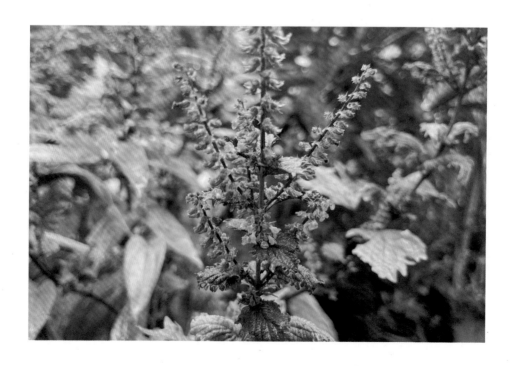

片较大，两侧裂片长圆形，短于中片；雄蕊4个，几不伸出，前对稍长，着生在喉部，花丝扁平，花药2室；花柱顶端相等2裂。小坚果近球形，灰褐色。花期8—11月，果期8—12月。

【药用】果实成熟时割下地上部分，剪下带叶的嫩枝，趁鲜切段晒干备用。打下果实，去净杂质，即为苏子。味辛，性温。发表散寒，行气宽中。用于风寒感冒、气滞胸膈满闷、胃热呕吐、痰多气喘。

【食用】嫩叶供食用，和肉类煮熟可增加后者的香味。

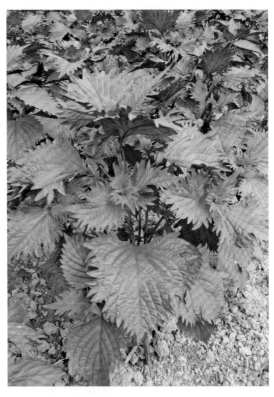

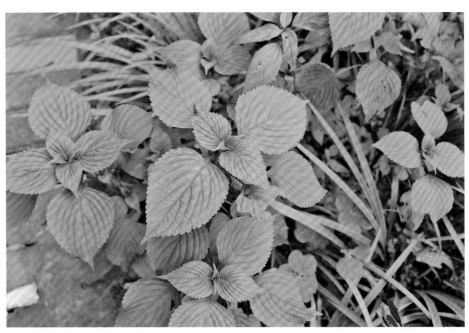

广藿香

Pogostemon cablin（Blanco）Benth.

【别名】藿香、石牌广藿香、海南广藿香。

【生境】栽培于土层深厚、肥沃、排水良好的地方。

【分布】广东、海南、广西、福建及我国台湾等地广为栽培，供药用；印度、斯里兰卡经马来西亚至印度尼西亚及菲律宾也有分布。

【形态特征】多年生芳香草本或亚灌木。茎直立，高 0.3～1m，四棱形，分枝，被短茸毛。叶圆形或宽卵圆形，长 2～10cm，宽 1～8cm，先端钝或急尖，基部楔状渐狭，边缘具不规则的齿裂，腹面深绿色，被茸毛，老时渐稀疏，背面淡绿色，被茸毛；叶柄长 1～6cm，被茸毛。轮伞花序多花，下部的稍疏离，向上密集，排列成长 4～6cm 的穗状花序，顶生及腋生，密被长茸毛；苞片及小苞片线状披针形，比花萼稍短或与其近等长，密被茸毛。花萼筒状，长 7～9mm，外被长茸毛，内被较短的茸毛，齿钻状披针形；花冠紫色，长约 1cm，裂片外面均被长毛。花期 4 月。

【药用】全草切段晒干备用。味辛，性微温。解暑化湿，行气和胃。治中

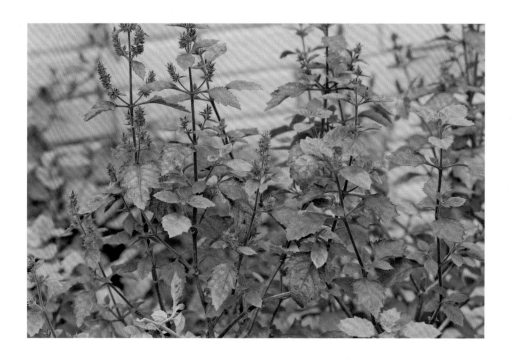

暑发热、头痛胸闷、食欲不振、恶心、呕吐、泄泻。用量 6 ~ 12g。外用治手、足癣。外用适量。

附方：

治头痛发热，胸腹胀痛，呕吐泄泻（藿香正气丸）：藿香、白术、茯苓、大腹皮各 9g，陈皮、桔梗、紫苏、甘草、半夏、厚朴、白芷各 6g。水煎服。或用成药藿香正气丸，每次服 1 ~ 2 丸。

治单纯性胃炎：藿香、佩兰、半夏、黄芩各 9g，陈皮 6g，制川朴 4.5g。水煎服。食积加麦芽 15g，呕吐剧烈加姜竹茹 9g、黄连 3g，胀痛加木香 6g。

治无黄疸型肝炎（湿困型）：藿香、苍术、制香附、郁金各 9g，板蓝根、蒲公英各 15g，厚朴、陈皮各 6g。水煎服。

治手、足癣：藿香 30g，黄精、大黄、皂矾各 12g。上药浸于 1kg 米醋内 7 ~ 8d，去渣备用。用时将患部放入药水中浸泡，以全部浸入为度。每次 30min，每日 3 次。浸后忌用肥皂水及碱水洗涤。

【食用】嫩茎叶可食用，炒鸡蛋、煮鱼或煮粥，也可煲茶饮。

【禁忌】阴虚火旺者不宜食用。

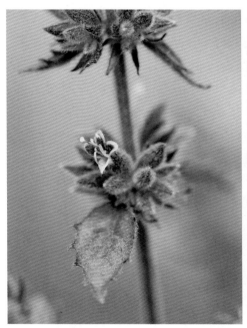
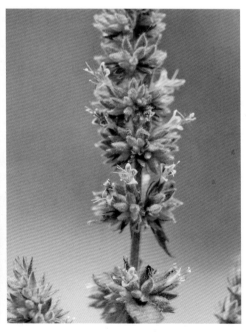

夏枯草

Prunella vulgaris Linn.

【别名】麦夏枯、麦穗夏枯草、棒槌草、铁线夏枯草、铁线夏枯、丝线吊铜钟。

【生境】生于山坡、路旁、荒地或田埂上。

【分布】广西、广东、福建、江西、浙江、湖南、湖北、河南、甘肃、陕西、贵州、云南、四川、新疆及我国台湾地区；印度、巴基斯坦、澳大利亚，欧洲、北非和北美也有分布。

【形态特征】多年生草本。茎高 20～30cm，钝四棱形，紫红色。茎叶卵状长圆形或卵圆形，大小不等，长 1.5～6cm，宽 0.7～2.5cm，顶端钝，基部宽楔形，下延至叶柄成狭翅，边缘具不明显的波状齿或近全缘，草质，腹面橄榄绿色，具短硬毛或几无毛，背面淡绿色，几无毛，侧脉 3～4 对，叶柄长 0.7～2.5cm。轮伞花序密集，组成顶生长 2～4cm 的穗状花序；苞片宽心形，通常长约 7mm，宽约 11mm，顶端具长 1～2mm 的骤尖头；花萼钟形，连齿长约 10mm，筒长 4mm，倒圆锥形，外面疏生刚毛，二唇形，上唇扁平，宽大，近扁圆形，顶端几截平，具 3 个不很明显的短齿，中齿宽大，齿尖均呈刺状微尖，下唇较狭，2 深裂；花冠紫色、蓝紫色或红紫色，长约 13mm，略超出于萼，冠筒长 7mm，基部宽约 1.5mm，其上向前方膨大，至喉部宽约 4mm，外面无毛，冠檐二唇形，上唇近圆形，直径约 5.5mm；雄蕊 4 枚，前对长很多，均上升至上唇片之下，彼此分离，花丝略扁平，无毛，前对花丝顶端 2 裂，1 裂片可育具花药，另 1 裂片钻形，长过花药；花柱纤细，顶端相等 2 裂，裂片钻形，外弯；花盘近平顶；子房无毛。小坚果黄褐色，长圆状卵珠形，长约 1.8mm，宽约 0.9mm，微具沟纹。花期 4—6 月，果期 7—10 月。

【药用】味苦、辛，性寒。清肝明目，清热散结。治淋巴结结核、甲状腺肿、高血压病、头痛、耳鸣、目赤肿痛、肺结核、急性乳腺炎、腮腺炎、痈疖肿毒。用量 6～9g。

附方：

治甲状腺肿：夏枯草、海藻各 15g，昆布 50g，共研细粉，炼蜜为丸，每服 9g，每日 2 次。

治高血压：夏枯草、决明子、生石膏各 30g，槐角、钩藤、桑叶、茺蔚子、黄芩各 15g。水煎 3 次，过滤，取滤液加蜂蜜 30g，浓缩成膏 120g，分 3 次服，每日 1 剂。10 日为一个疗程。

治肺结核：夏枯草 30g，煎液浓缩成膏，晒干，再加青蒿粉 3g，鳖甲粉 1.5g，拌匀为 1 日量（亦可制成丸剂服用），分 3 次服。

【食用】嫩茎叶可野菜食用，春季采嫩茎叶洗净，焯水后可炒、凉拌等；花序可煲汤，为传统药膳，如民间常有夏枯草煲鸡脚、夏枯草黑豆汤及夏枯草瘦肉汤等。

夏枯草瘦肉汤：夏枯草 20g 装入纱布袋中，瘦肉 50g 切成片，一同放入锅内文火煮至肉熟烂后，加入适量食盐即食用。具有清肝泻火之功效，适用于长期面红、眩晕、头目胀痛的人群。

【禁忌】脾胃虚弱者慎用。

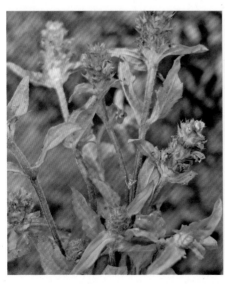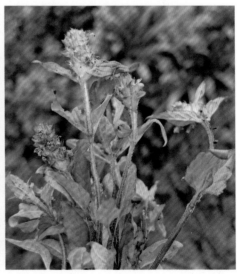

芭蕉科 Musaceae

大蕉
Musa × paradisiaca Linn.

【别名】粉芭蕉。

【生境】栽培于坡地或田野。

【分布】原产于亚洲热带地区。热带地区广泛栽培；中国南方地区有栽培。

【形态特征】丛生草本，高 3～7m。假茎粗壮，黄绿色，有少量蜡质白粉。叶片长圆形，基部心形或耳形，两侧近对称。花序顶生，下垂；苞片卵形至披针形，外面紫红色，具条纹，被白粉，内面紫红色，开放后反卷，脱

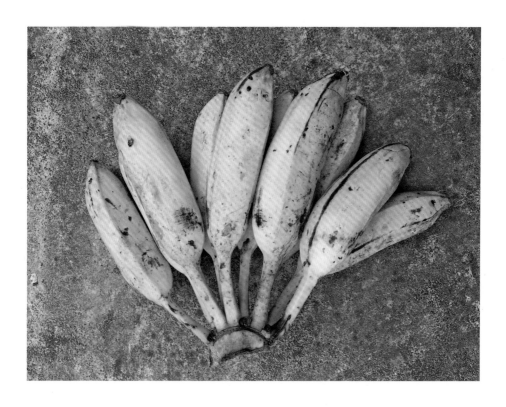

落，每苞片有花2列；合生花被片黄白色。浆果长圆形，果身直或弯曲，具棱角，成熟时黄色，通常无种子。

【药用】根、花蕾、果实。味甘、涩，性寒。利尿消肿，安胎。根治疮痈、急性肝炎；花蕾治高血压、子宫脱垂；果通便，治便秘。

附方：

治消渴，口舌干燥，骨节烦热：生芭蕉根，捣绞取汁服。

治血崩，白带：芭蕉根250g，瘦猪肉200g。水炖服。

治高血压：芭蕉根茎煎汁，或同猪肉煮食。

治肿毒初发：芭蕉叶研末，和生姜汁涂。

【食用】果实为著名的水果。花及幼嫩茎心（去除假茎外层的叶鞘剩余部分）焯水后可作野菜食用，炒食或做汤。

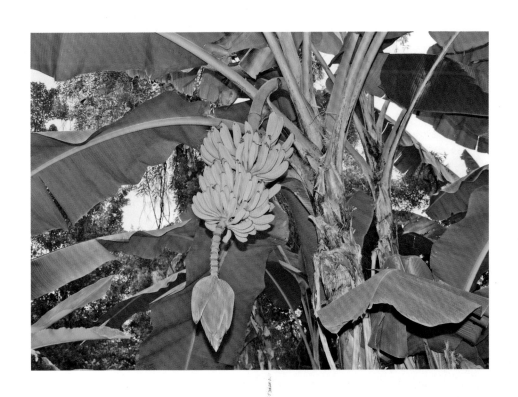

姜科 Zingiberaceae

红豆蔻

Alpinia galanga（Linn.）Willd.

【别名】大高良姜、红蔻、南姜、良姜子、南姜子、芦苇姜。

【生境】生于海拔 100 ～ 1 300m 的山谷林下、灌木丛中，喜肥沃、疏松、土层深厚的土壤。

【分布】广东、广西、海南、云南及我国台湾地区；亚洲热带地区广泛分布。

【形态特征】多年生草本，高 1.5 ～ 2.5m。根茎块状，断面淡黄色至淡蓝绿色。叶片长圆形或披针形，两面无毛。圆锥花序顶生，长 15 ～ 30cm；苞片线形至长椭圆形，外面密被短柔毛；花冠淡绿色；唇瓣倒卵状匙形，白色，或有时具红色条纹，顶端 2 深裂；雄蕊绿白色。蒴果长圆形，中部稍收缩，熟时红色，无毛，不开裂。

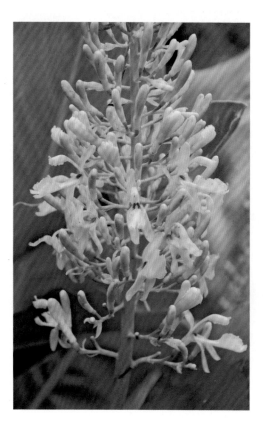

【药用】根状茎称为大高良姜，供药用，味辛，性热，能散寒、暖胃、止痛，用于胃脘冷痛、脾寒吐泻；果实亦供药用，有去湿、散寒、醒脾、消食及防止饮酒过多等功效。用量 3 ～ 6g。阴虚有热者忌用。

【食用】一年生的根状茎切片或粉碎可作调料，具有增香作用。

如潮汕地区卤鸭、卤鹅、卤牛肉都会使用红豆蔻的根状茎（南姜）作去腥、提味之用，也是腌制传统小吃"橄榄糁"的重要佐料。

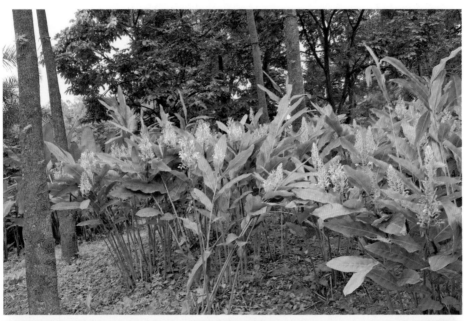

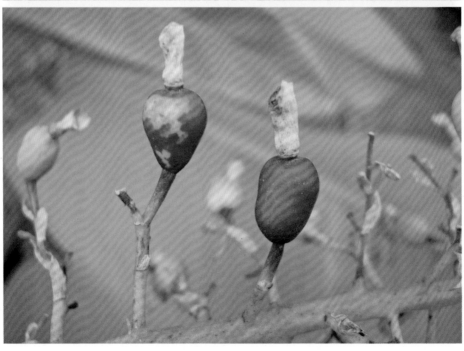

高良姜

Alpinia officinarum Hance

【别名】风姜、小良姜。

【生境】生于疏林或灌丛中，喜肥沃、疏松、土层深厚的土壤。

【分布】广东、海南、广西。

【形态特征】多年生草本，假茎纤弱，高 30 ～ 120cm。根茎延长，圆柱形。叶舌薄膜质，披针形，长 2 ～ 3cm，全缘。叶片线形，长 20 ～ 40cm，宽 1 ～ 2cm，两面无毛。总状花序顶生；小苞片极小，长 0.8 ～ 1cm，早脱落；花冠白色；唇瓣卵形至长圆形，白色，杂有紫红色条纹。蒴果球形，熟时橙红色。

【药用】根茎供药用，味辛，性温。温中，散寒，止痛。治胃腹冷痛、急性胃肠炎。用量 3 ～ 9g。外用治汗斑。外用适量鲜品捣烂搽患处。

附方：

治胃寒气滞作痛：高良姜、制香附各 60g。共研细粉，水泛为丸。每次服 3g，每日 3 次。

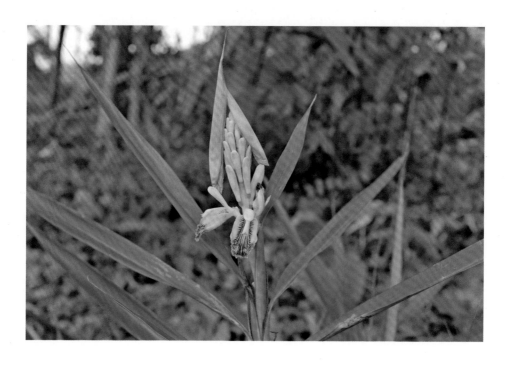

治胸胁作痛：高良姜、厚朴、当归各 9g，桂心 3g，生姜 6g。水煎服。

治汗斑：高良姜鲜品适量捣烂搽患处。

治花斑：高良姜 50g，75% 乙醇 250ml，浸泡 1 周后备用。涂搽患处，每日 2 次。

药理研究表明，高良姜的总黄酮对高尿酸血症和痛风性关节炎均有较明显的改善作用（兰月，2019）。

【食用】根状茎常用于药膳或食品调味料。夏末秋初采挖，除去须根和鳞片，洗净，切段，晒干备用。可煲汤、熬粥、制茶、泡酒等，如高良姜花椒粥、高良姜猪脊骨粥、僵蚕高良姜茶、高良姜香附鸡肉汤、陈皮良姜乌鸡汤等。高良姜提取物可作水果（番石榴、龙眼等）及蔬菜保鲜剂。

陈皮良姜乌鸡汤：雄乌骨鸡半只，陈皮 10g，高良姜 10g，胡椒、草果各适量。将雄乌骨鸡洗净切块，入陈皮、高良姜，胡椒、草果各适量同炖。文火炖熟，食肉饮汤。多用于寒凝血滞所致的痛经，月经前每日服食 1 次，连用 3 ～ 5 日。

【禁忌】胃热者、阴虚有热者忌服。

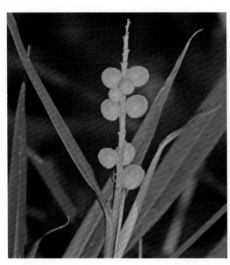
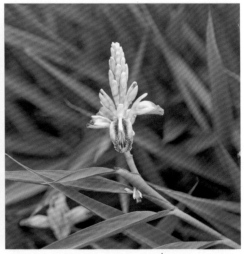

益智

***Alpinia oxyphylla* Miq.**

【别名】益智仁、益智子。

【生境】生于山坡、山谷林下阴湿处，喜肥沃、疏松、土层深厚的土壤。

【分布】广东、海南、广西。

【形态特征】多年生草本，高 1.1 ～ 2m。叶片披针形，长 25 ～ 35cm，宽 3 ～ 6cm，顶端渐狭，边缘具脱落性细刚毛。总状花序顶生；总苞 2 ～ 3 枚，披针形，交叠呈帽状包藏着花序；通常无小苞片，或极少见；花萼管状，长 1.2 ～ 1.5cm，一侧开裂至中部，先端具 3 齿裂，外被短柔毛；花冠白色，背面稀疏被微柔毛；唇瓣倒卵形，白色，具粉红色脉纹。蒴果近球形，被短柔毛；种子不规则扁圆形，被淡黄色假种皮。花期 3—5 月，果期 4—9 月。

【药用】干燥果实药用。味辛，性温。温脾，固肾，止泻，摄唾涎，缩小便。治腹痛、泄泻、多唾、遗精、遗尿、尿频。用量 3 ～ 9g。

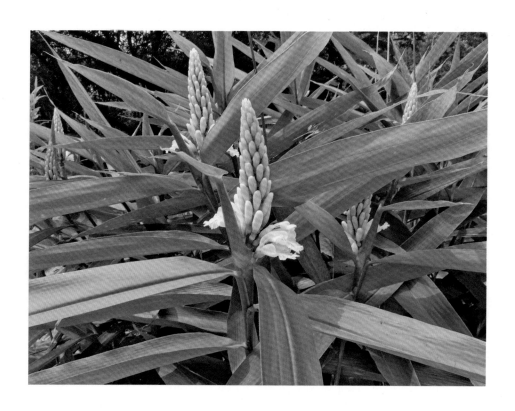

附方：

治胀痛泄泻，多唾：益智仁、白术、党参、茯苓各 9g，木香 6g。水煎服。

治遗尿：①益智仁、桑螵蛸各 9g。水煎服。②益智仁、乌药各 9g。水煎服。

【食用】鲜果可制成凉果或蜜饯供食用。益智仁（种子团）可煮粥、炖汤及泡茶等，如益智仁山药粥、茯苓益智仁粥、益智仁羊肉汤、益智仁缩尿茶等。

【禁忌】阴虚火旺者或因热而患遗滑崩带者忌服。

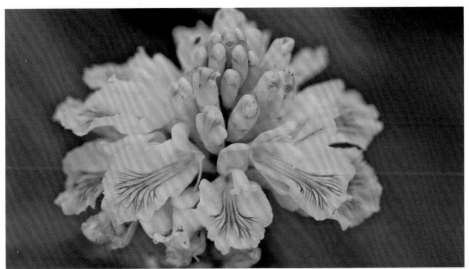

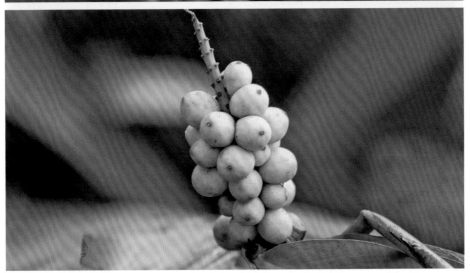

春砂仁
Amomum villosum Lour.

【别名】砂仁、长泰砂仁。

【生境】生于海拔 100 ~ 600m 的疏林阴湿处。

【分布】广东、广西、海南、福建、云南；柬埔寨、印度、老挝、缅甸、泰国、越南。

【形态特征】散生草本，高 1.5 ~ 2.5m。根状茎延长，匍匐于地面上，具棕色鳞片状鞘覆盖，节上生根；叶舌半圆形，长 3 ~ 5mm；叶片披针形，两面无毛。总状花序基生，椭圆形；唇瓣圆匙形，兜状，白色，被紫红色斑点。蒴果鲜时红色至紫红色，球形，干后椭圆形，具柔刺。

【药用】果实药用，晒干备用。具有温脾止泻、化湿开胃、理气安胎之功效，用于湿浊中阻、脘痞不饥、脾胃虚寒、呕吐泄泻、妊娠恶阻、胎动不安。

附方：

治脾虚食欲不振，腹痛泄泻，咳嗽多痰：砂仁、木香、陈皮、甘草各 3g，法半夏、党参、白术、茯苓各 6g。水煎服。

治胃腹胀痛，食积不化：砂仁 4.5g，木香 3g，枳实 6g，白术 9g。水煎服。

【食用】果实可作调料，可增香去腥，开胃消食，还可调制砂仁糖、砂仁

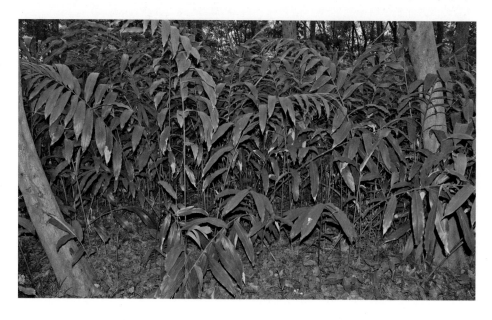

蜜饯、砂仁酒等。常见的菜肴有砂仁蒸排骨、砂仁鸡、砂仁鱼、砂仁鳝鱼丝、砂仁卷筒肉、砂蔻烩猪肚、砂仁陈皮鲫鱼汤、砂仁粥、砂仁白术山药粥及砂仁木香鸡蛋面等。

【禁忌】阴虚有热者忌服。

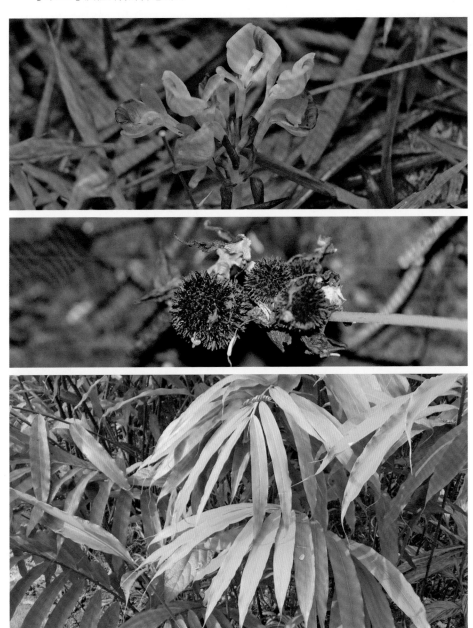

海南砂仁

Amomum longiligulare T. L. Wu

【别名】海南壳砂仁。

【生境】生于疏林中或路旁，喜肥沃、疏松、土层深厚的土壤。

【分布】海南（保亭、澄迈、儋州）。

【形态特征】散生草本，高 1～1.8m。叶舌长 20～50mm，绿色，干后变褐色；叶片线形状披针形，顶端具长尾尖。总状花序基生；苞片狭倒卵形或长圆形，下部粉红色，上部黄绿色，外面密被短柔毛；唇瓣内凹成兜状，白色，顶端黄色，中脉紫红色。蒴果球形，熟时深紫黑色，具分枝片状的柔刺。

【药用】果实药用，晒干备用。味辛，性温。行气宽中，健胃消食。治胃腹胀痛、食欲不振、恶心呕吐、肠炎、痢疾、胎动不安。用量 6～10g。

附方：

治脾虚食欲不振、腹痛泄泻、咳嗽多痰：砂仁、木香、陈皮、甘草各3g，法半夏、党参、白术、茯苓各 6g。水煎服。

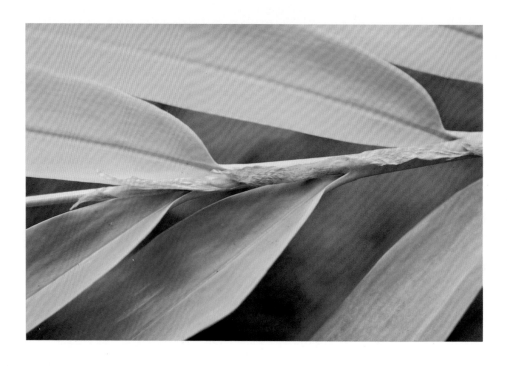

治胃腹胀痛、食积不化：砂仁 4.5g，木香 3g，枳实 6g，白术 9g。水煎服。

【食用】与春砂仁相同。

【禁忌】阴虚有热者忌服。

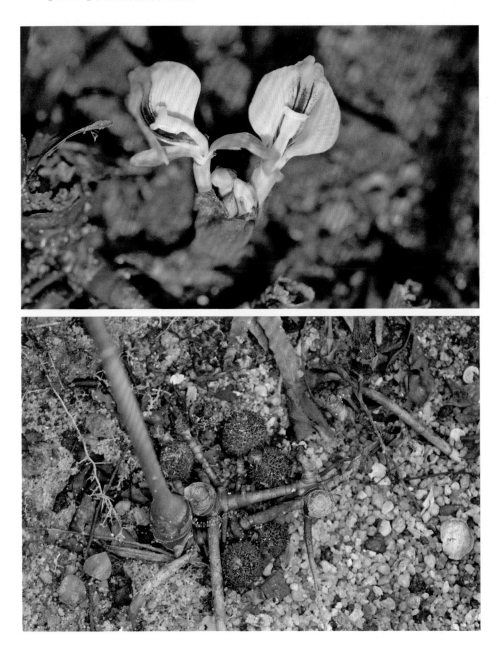

草果

Amomum tsaoko Crevost & Lemarié

【别名】红草果、草果仁、草果子。

【生境】生于海拔 1 000～1 800m 的山坡疏林下潮湿处，喜肥沃、疏松、土层深厚的土壤。适宜凉爽、潮湿和半荫蔽的环境。

【分布】云南、广西、贵州。

【形态特征】丛生草本，高 1.5～3m，全株有辛香气。叶片长椭圆形或长圆形，长 40～70cm，宽 10～20cm，两面光滑无毛。穗状花序长 13～18cm，宽 5～8cm，每花序有 10～30 朵花；花序梗长于 10cm；苞片披针形；花冠橙色；唇瓣椭圆形橙红色。蒴果密生，长圆形或长椭圆形，熟时红色。花期 4—6 月，果期 9—12 月。

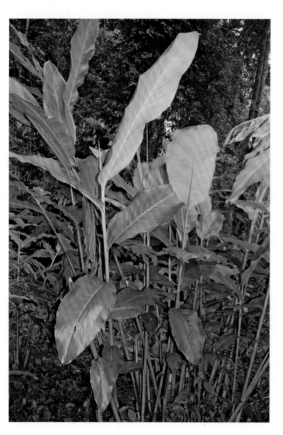

【药用】果实药用，晒干备用。味辛，性温。燥湿健脾，祛痰截疟。治痰饮胸满、心腹疼痛、脾虚泄泻、反胃呕吐、疟疾。用量 3～6g。

附方：

治脾胃虚寒、反胃呕吐：草果仁 4.5g，熟附子、生姜各 6g，枣肉 12g。水煎服。

何小凤等（2020）在天然源抗糖尿病药物挖掘过程中，首次发现草果提取物能显著降低 db/db 小鼠的空腹血糖和随机血糖，且对小鼠摄食量、体重无明显影响。

【食用】草果含有特殊浓郁的辛辣香味，适合烹调肉类（牛、羊等）菜肴。多用于调制卤水烹制肉类增香和入味，能去除腥味，是烹调佐料中的佳品。

【禁忌】气血亏虚者、无寒湿实邪者应避免食用。

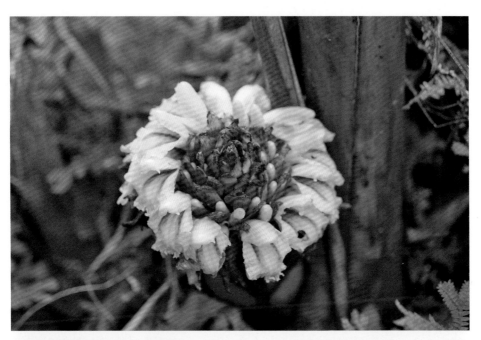

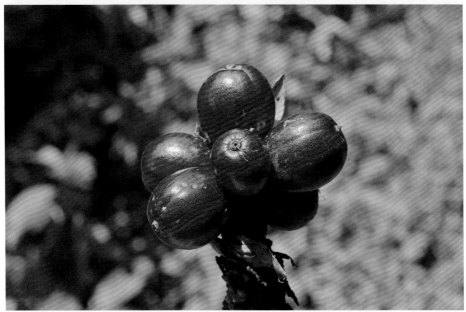

闭鞘姜

Costus speciosus（Koen.）Smith

【别名】广商陆、水蕉花、老妈妈拐棍、樟柳头、雷公笋。

【生境】生于海拔 1 700m 以下的林缘、山谷、路旁潮湿的地方。

【分布】海南、广东、广西、云南及我国台湾等地；亚洲热带地区广布。

【形态特征】多年生草本，高 1.2 ～ 3m。根状茎块状，肉质，多须根。第 2 年生的茎（枝条）顶部常分枝，旋卷。叶片长圆形或披针形，长 15 ～ 20cm，宽 6 ～ 10cm，顶端渐尖或尾状渐尖，基部近圆形，背密被绢毛。穗状花序顶生，长 5 ～ 15cm；苞片革质，红色，具锐利的短尖头；花冠裂片白色或顶部红色；花萼红色，或初时绿色，老时变成红色；唇瓣宽喇叭形，纯白色，顶端具裂齿及皱波状。蒴果稍木质，红色；种子亮黑色。

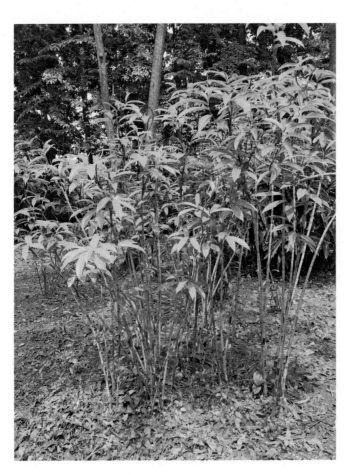

【药用】根状茎药用，除去须根，洗净，趁鲜时切薄片，晒干备用。味酸、辛，性微寒；有小毒。利尿消肿，解毒止痒。治百日咳、肾炎水肿、尿路感染、肝硬化腹水、小便不利。用量 6 ～ 15g。外用治荨麻疹、疮疖肿毒、中耳炎。外用适量，煎水洗或鲜品捣烂敷患处。

【食用】闭鞘姜的未出叶的嫩茎（如笋状），为海南黎族著名食用野菜。嫩茎除去叶鞘（壳），切片后于沸水中焯 2～3s 后凉拌或炒食，和鱼或肉类同煮味更佳；也可用嫩茎腌制酸菜或泡菜，其花也可食用，炒食或煮汤。

【禁忌】孕妇及体虚者忌服。根状茎（地下茎）有小毒，切勿过量食用。

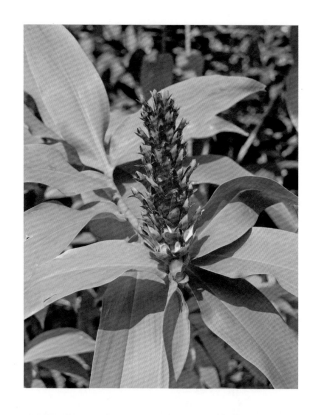

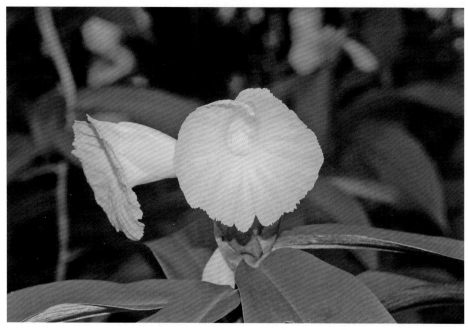

姜黄
Curcuma longa Linn.

【别名】黄丝郁金、郁金。

【生境】生于灌草丛或荒草坡，适宜向阳。

【分布】栽培于广东、广西、福建、云南、四川、西藏及我国台湾地区；亚洲热带地区广泛栽培。

【形态特征】多年生草本，高 0.7～1m。根状茎成丛，分枝多，椭圆形或圆柱状，内面橙黄色或深黄色，具浓郁的芳香气味；根末端膨大呈块状，称为块根。叶柄长 20～45cm，无毛；叶片绿色，长圆形或椭圆形，长 30～60cm，宽 13～18cm，两面均无毛。穗状花序顶生，圆柱状；可育苞片苍绿色；不育苞片白色，顶端淡绿色或有时淡紫红色。

【药用】根状茎为中药"姜黄"的原材料，供药用，能行气破瘀、通经止痛；主治胸腹胀痛、肩臂痹痛、月经不调、闭经、跌打损伤。根状茎含姜黄素，可作分析化学试剂，对癌细胞和肿瘤有抑制作用。

【食用】根状茎也可作香料使用，还可提取芳香油和黄色食用染料。"姜

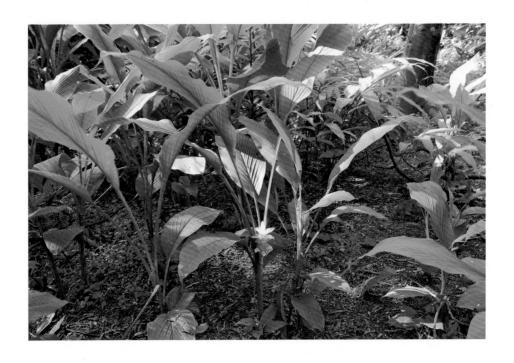

黄粉"为干燥根茎磨制成的粉，为咖喱的主要原料之一。可作药膳、菜肴、汤肴、药酒及饮料等，如黄金牛奶（牛奶 200ml、生姜泥少许、姜黄粉少许、蜂蜜适量）、姜黄蛤蜊浓汤、姜黄焗莲藕、姜黄炒饭、姜黄炒海鲜饭、咖喱鱼头、咖喱鸡肉饭等。

【禁忌】血虚无气滞血瘀者及孕妇慎服。

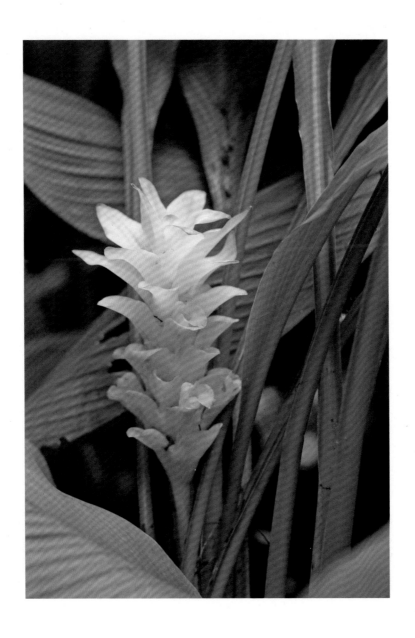

山柰

Kaempferia galanga Linn.

【别名】沙姜、三赖、三柰。

【生境】生于灌丛或开阔草地。

【分布】广东、广西、云南及我国台湾地区；柬埔寨、印度有分布；东南亚广泛栽培。

【形态特征】多年生草本，高 5～10cm。根状茎块茎状，芳香。近无叶柄；叶 2～4 片，平铺在地面，近圆形，无毛或于叶背被稀疏的长柔毛，无紫色边缘。花序顶生，包藏于叶鞘内；花白色，易凋谢；花冠白色；侧生退化雄蕊白色；唇瓣白色，基部具紫色斑块，先端 2 深裂。果为蒴果。

【药用】味辛，性温。温中化湿，行气止痛。治急性胃肠炎、消化不良、胃寒疼痛、牙痛、风湿关节痛、跌打损伤。用量 3～9g。

【食用】可作肉类调料食用，如沙姜鸡、沙姜白切鸡、盐焗沙姜乳鸽、沙姜蒸白鸽、沙姜猪脚、沙姜五花肉、沙姜鸡汤等。

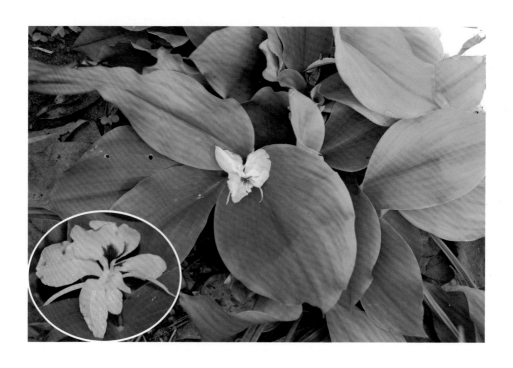

蘘荷

Zingiber mioga（Thunb.）Rosc.

【别名】野姜。

【生境】生于林中的沟谷及林缘路旁潮湿处。

【分布】广东、广西、海南、湖南、贵州、江苏、江西、云南、浙江、安徽、陕西南部（秦岭南坡）；日本有分布。

【形态特征】多年生落叶草本，高 60～120cm。根状茎切面淡黄色。叶片披针状椭圆形或线状披针形，长 20～39cm，宽 4～7cm，叶面无毛，叶背无毛或被稀疏长柔毛，顶端尾状渐尖。穗状花序基生，长 5～7cm；苞片紫黑色、红色或红绿色；花冠黄色或淡黄色；唇瓣 3 浅裂，黄色或淡黄色，中裂片卵形。蒴果倒卵状球形，红色，熟时裂成 3 瓣；种子黑色，被白色假种皮。花期 8—10 月。

【药用】根状茎药用，主治感冒咳嗽、气管炎、哮喘、风寒牙痛、脘腹冷痛、跌打损伤、腰腿痛、月经错乱、经闭、白带；外用治皮肤风疹、淋巴结核；花序可治咳嗽，配生香榧治小儿百日咳有显效。用量 5～7g。

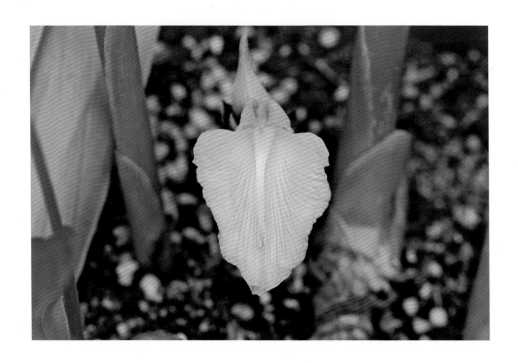

【食用】嫩花序和嫩叶可作时令野菜食用。可切成片状或丝状，伴肉或辣椒炒食、凉拌、煮汤、炖狗肉或盐渍、酱腌作泡菜等。

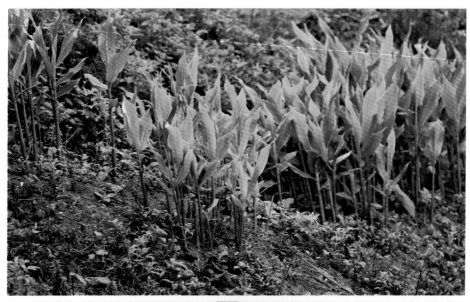

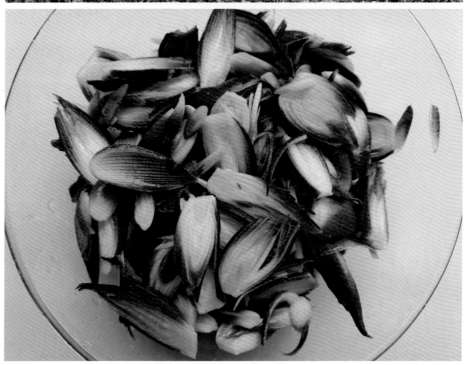

姜

Zingiber officinale Roscoe

【别名】生姜、干姜、炮姜、姜皮。

【生境】喜生于向阳的山坡和山谷。

【分布】起源于我国古代黄河流域和长江流域之间的地区（吴德邻，1985）。海南、广东、广西、安徽、云南、四川、福建、贵州、湖北、湖南、江西、河南、陕西、山东、浙江及我国台湾地区均有栽培。热带亚热带地区广泛栽培。

【形态特征】多年生落叶草本，高 60～120cm。根状茎肥厚，内面淡黄色至黄色，具强烈香辣味。叶片线状披针形，长 15～30cm，宽 2～2.5cm，无毛，无柄；叶舌膜质，长 2～4mm。穗状花序基生，球果状，长 4～6cm；苞片苍绿色，花冠橙黄色；唇瓣 3 裂，紫红色，被米黄色斑点；药隔附属物紫红色，弯曲。果实未见。

【药用】根状茎药用。味甘、苦，性微寒。清热解毒，镇惊，平肝熄风，润肺祛痰。治小儿惊风、咳嗽、咳血、百日咳、癫狂、痢疾、疔疮疖肿、瘰疬痰核、毒蛇咬伤、目赤火眼、目生翳障。用量 6～12g。

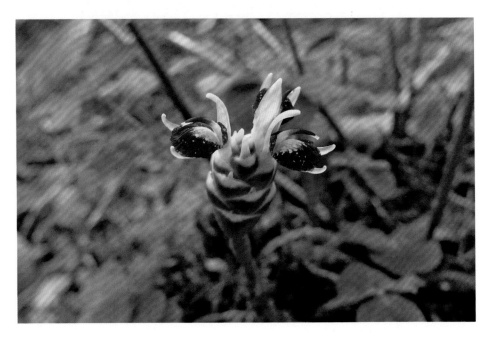

附方：

治风寒感冒：生姜 9g，水煎加红糖适量趁热服；或加紫苏叶 6g，葱白 2 根。水煎服。

治呕吐腹泻，四肢厥冷：干姜 9g，制附子 15g，甘草 3g。水煎服。

治脾胃虚寒腹泻：干姜、白术各 9g，党参 12g，甘草 6g。水煎服。

治功能性子宫出血：炮姜、棕皮炭、乌梅肉炭各等量。共研细末，每次服 6g，开水送下。

治水肿：姜皮、陈皮、茯苓皮、大腹皮、冬瓜皮各 9g。水煎服。

【食用】根状茎是各种肉类不可或缺的调味材料，切片或切丝与肉类煮食，如广东妇女产后常吃的保健食品"猪脚姜"，是用猪脚、姜、鸡蛋和醋等材料炖制而成。

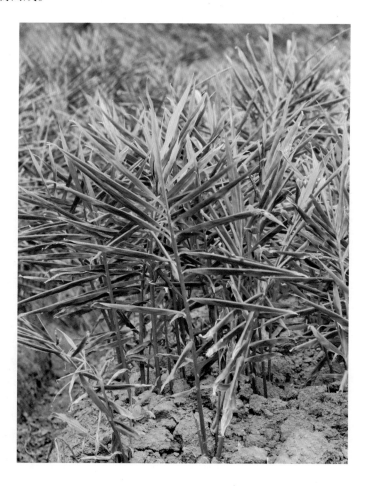

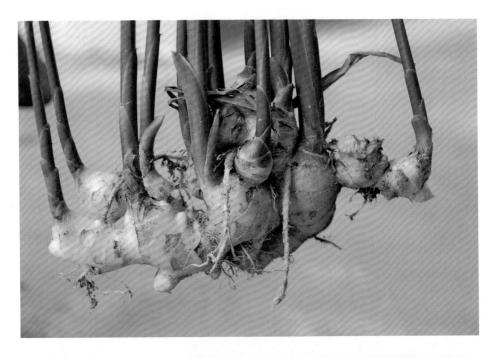

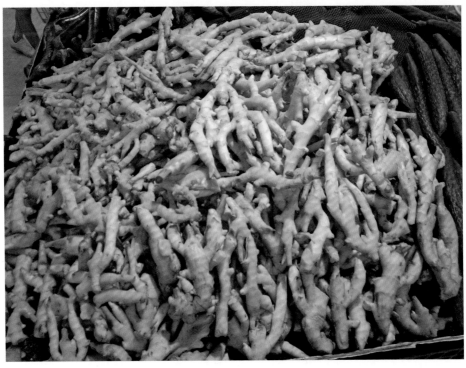

美人蕉科 Cannaceae

蕉芋
Canna edulis ker

【别名】芭蕉芋、姜芋、藕芋、蕉藕。

【生境】适宜温暖、潮湿和阳光充足的环境。

【分布】原产于西印度群岛和南美洲；中国南部及西南部地区有栽培。

【形态特征】多年生草本，高 1.5～2.5m。根状茎块状，多分枝。叶片绿色，边缘紫色；叶鞘紫绿色，边缘紫色。总状花序顶生，被蜡质粉霜；花序轴紫色；花单生或 2 朵聚生；小苞片淡紫色；花冠裂片直立，基部杏黄色，顶端红色；外轮退化雄蕊倒披针形，2～3 枚，红色，基部杏黄；唇瓣披针形，卷曲，上部红色，基部杏黄，顶端 2 裂。花期9—10 月。

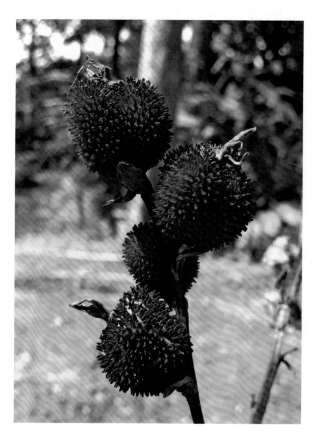

【药用】根状茎及提取的淀粉（蕉芋粉）药用，味甘、淡，性凉。治脾虚久泻、小儿腹泻。用量 10～15g。

【食用】块茎可煮食，也可提取淀粉，适于老弱和小儿食用，或加工成粉条、食用白酒、乙醇等。

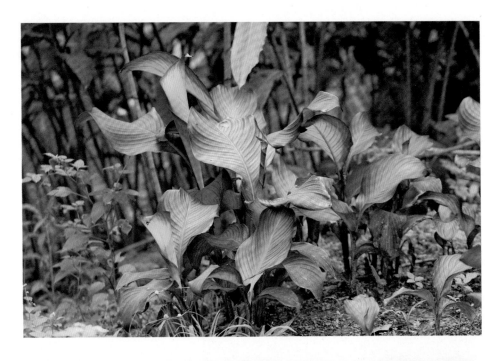

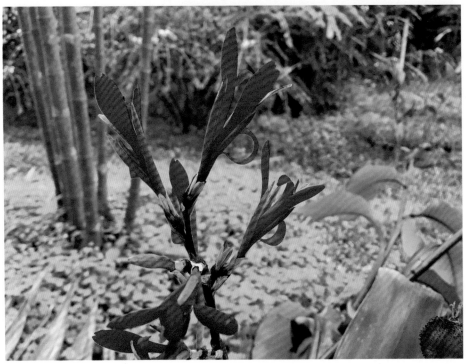

竹芋科 Marantaceae

竹芋
Maranta arundinacea Linn.

【别名】竹薯、冬粉薯。

【生境】栽培于土层深厚、肥沃、排水良好的地方。

【分布】原产美洲热带地区，现广植于各热带地区。

【形态特征】多年生草本，高 0.4～1m。根茎肉质，纺锤形；茎柔弱，2歧分枝。叶薄，卵形或卵状披针形，绿色，顶端渐尖，基部圆形，背面无毛或薄被长柔毛；叶枕长 5～10mm，腹面被长柔毛；无柄或具短柄。总状花序顶生，长 15～20cm，疏松，有花数朵，苞片线状披针形，内卷，长 3～4cm；花白色，小花梗长约 1cm；外轮 2 枚退化雄蕊倒卵形，长约 1cm，内轮的长仅为外轮的一半；子房无毛或稍被长柔毛。果长圆形，长约 7mm。花期夏、秋季。

【药用】根状茎药用，晒干。味甘、淡，性凉。清肺、利尿。治肺热咳嗽、

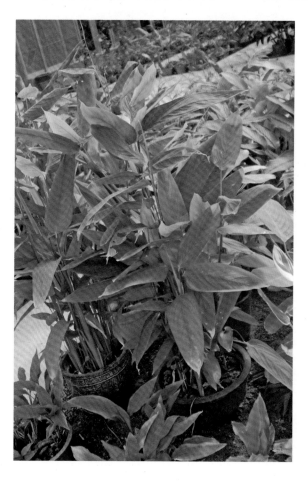

小便赤痛。用量 15 ～ 30g。

【食用】根状茎富含淀粉，可切片炒肉或与猪骨煲汤（如竹芋扇骨汤、粉葛竹芋猪骨汤、竹芋茅根汤），或提取淀粉供食用或糊用。

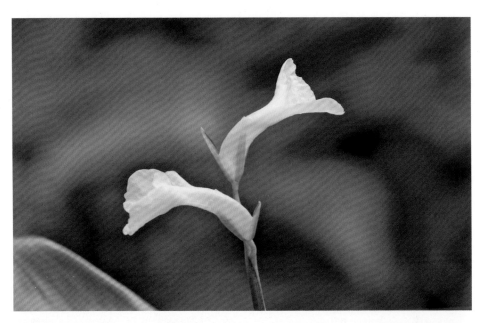

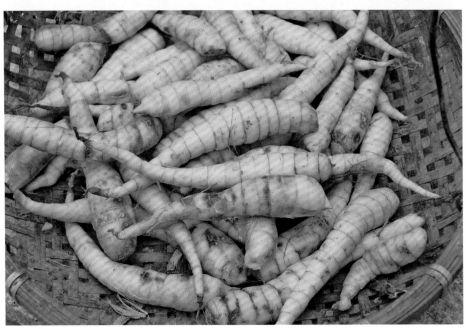

百合科 Liliaceae

百合

Lilium brownii var. viridulum Baker

【别名】倒卵叶百合、山百合、夜合。

【生境】生于山坡及石缝中。

【分布】山西、陕西、河北、河南、湖北、湖南、广东、江西、安徽、浙江。

【形态特征】多年生草本，高 0.7～2m。鳞茎球形，直径 2～4.5cm；鳞片披针形，长 1.8～4cm，宽 0.8～1.4cm，无节，白色。茎有的有紫色条纹，有的下部有小乳头状凸起。叶散生，通常自下向上渐小，倒披针形至倒卵形，长 7～15cm，宽 1.5～4cm，顶端渐尖，基部渐狭，具 5～7 脉，全缘，两面无毛。花单生或几朵排成近伞形；花梗长 3～10cm，稍弯；苞片披针形，长 3～9cm；花喇叭形，有香气，乳白色，外面稍带紫色，无斑点，向外张开或顶端外弯而不卷，长 13～18cm；外轮花被片宽 2～4.3cm，顶端尖；内轮花被片宽 3.4～5cm，蜜腺两边具小乳头状凸起；雄蕊向上弯，花丝长 10～13cm，中部以下密被柔毛，少有具稀疏的毛或无毛；花药长椭圆形，长 1.1～1.6cm；子房圆柱形，长 3.2～3.6cm，花柱长 8.5～11cm，柱头 3 裂。蒴果长圆形，长 4.5～6cm，宽约 3.5cm。花期 5—6 月，果期 9—10 月。

【药用】鳞茎药用。味甘，性平。润肺止咳，宁心安神。治肺结核咳嗽、痰中带血、神经衰弱、心烦不安。用量 6～15g。

附方：

治肺结核、咳嗽、咯血（百合固金汤）：百合 24g，麦冬、玄参、芍药各 9g，生地黄 12g，熟地黄 18g，当归、甘草、桔梗各 4.5g，贝母 6g。水煎服。

【食用】鳞茎肉质肥厚，为保健型蔬菜，含糖量高，粗纤维少，肉质细腻，可炒食或炖汤。

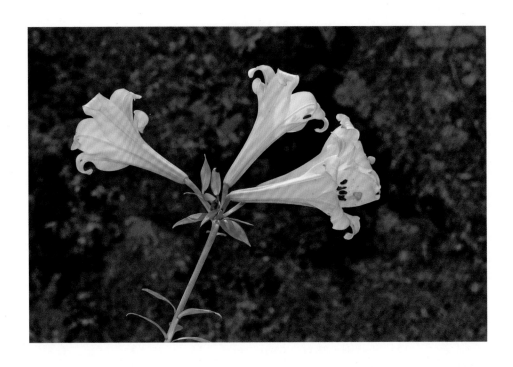

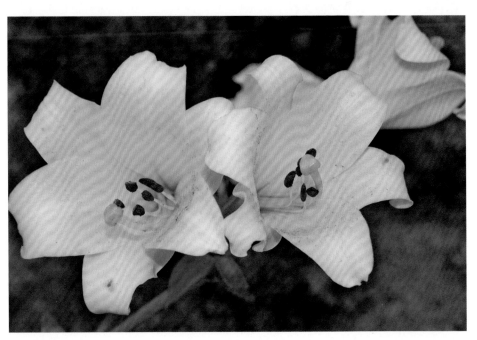

多花黄精

Polygonatum cyrtonema Hua

【别名】黄精、长叶黄精、山姜、白岌黄精。

【生境】生于腐殖层较厚的灌丛或山坡阴处。

【分布】广东、福建、江西、浙江、江苏、安徽、湖南、湖北、河南、广西、贵州、四川。

【形态特征】多年生草本。高 50～100cm。根状茎横长，肉质，肥厚，常呈结节状、念珠状或块状，直径 1～2cm，节上生根。叶互生，膜质，椭圆形、卵状披针形或长圆状披针形，长 8～15cm，宽 3～5cm，先端急尖，基部楔形，具弧形基出脉多条。伞形花序腋生，花常下垂；花梗长 5～15mm；花被黄绿色，合生成筒状，长 18～25mm；裂片 6 片，长约 3mm；雄蕊 6，生于花被筒近中部，被短毛或乳头状凸起，花药长圆形，花柱长 12～15mm。浆果球形，直径约 1cm，成熟后黑色。花期 5—6 月，果期 8—10 月。

【药用】根状茎药用。味甘，性平。归脾、肺、肾经。补脾润肺，养阴生津，益肾。治肺结核干咳无痰、久病津亏口干、倦怠乏力、脾胃气虚、胃阴

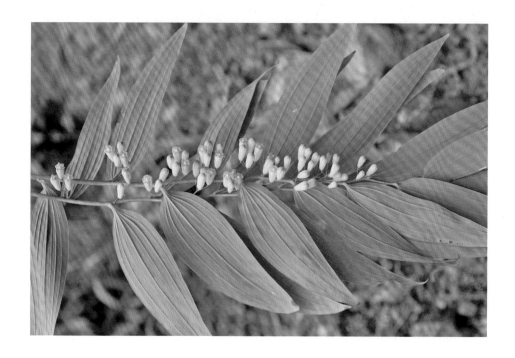

不足、肺虚咳嗽、精血不足、腰膝酸软、须发早白、内热消渴、糖尿病、高血压。外用黄精流浸膏治脚癣。用量 9 ～ 18g。

附方：

脾胃虚弱，体倦乏力：黄精、党参、淮山药各 50g，鸡半只。炖服。

【食用】根状茎含有淀粉、糖类、维生素、微量元素以及氨基酸，可制成蜜饯、饼干和饮料等，亦可作为药膳进补。

【禁忌】中寒泄泻，痰湿痞满者禁服。

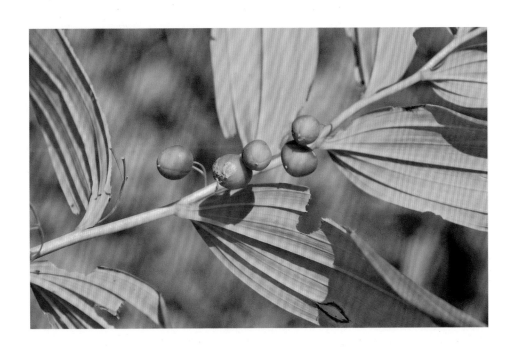

菝葜科 Smilacaceae

土茯苓
Smilax glabra Roxb.

【别名】禹余粮、白余粮、草禹余粮、饭团根、土苓、光叶菝葜、硬板头。

【生境】生于林下灌丛中或河岸林缘、山坡上。

【分布】甘肃和长江流域以南各地，直至我国台湾地区、海南和云南；越南、泰国和印度也有分布。

【形态特征】攀缘状灌木。根状茎块状，粗厚，常由匍匐茎相连接，粗 2 ～ 5cm。茎无刺，长可达 4m。叶革质，椭圆形、卵状披针形或披针形，长 3 ～ 13cm，宽 1.5 ～ 6cm，先端渐尖，基部圆钝，背面通常绿色，有时带苍白色；叶柄长 5 ～ 18mm，通常有 2 条纤细的卷须。雌雄异株，伞形花序单生于叶腋，通常具花 10 余朵；总化梗长 1 ～ 6mm，通常明显短于叶柄；花序

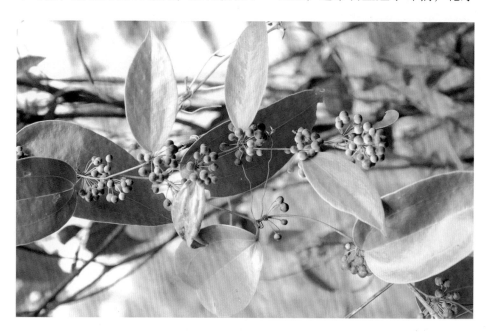

托膨大，连同多数宿存的小苞片稍呈莲座状，宽 2 ～ 5mm；花蕾三棱形，花被 6 片，排成 2 轮，外轮的倒心形，内轮的圆形；雄蕊 6，近无花丝；花丝极短；雌花中有 3 枚退化雄蕊。浆果球形，直径 7 ～ 8mm，熟时紫黑色，具粉霜。花期 7—11 月，果期 11 月至翌年 4 月。

【药用】根状茎药用，切片晒干备用。味甘、淡，性平。归肝、脾、胃经。解毒，除湿，通利关节。治钩端螺旋体病、梅毒、风湿关节痛、痈疖肿毒、湿疹、皮炎、带下、瘰疬、疥癣及汞粉、银朱慢性中毒。用量 15 ～ 100g。

附方：

预防钩端螺旋体病：土茯苓、鱼腥草、夏枯草、海金沙、车前草、大青叶、贯众、马兰各 9g，煎汤代茶饮。疾病流行季节，每日 1 剂。

钩端螺旋体病：土茯苓 60g，甘草 9g。水煎服，每日 1 剂。病情较重而体质较好者，土茯苓可加至 150g。

痈疽疮疖：土茯苓 25 ～ 50g，瘦猪肉 150g，加水同炖，喝汤吃肉。

流行性腮腺炎：鲜土茯苓适量，洗净，用醋研磨，取药汁。将浸透了药汁的纱布敷于肿胀腮腺部位，每日换纱布 4 次。

皮炎：土茯苓 100 ～ 150g，煎汤代茶饮。

【食用】根状茎含有淀粉，可酿酒、制作糕点，或与猪肉或骨头煲汤食用，如茯苓茅根煲猪瘦肉、土茯苓淮山猪骨汤、淮杞圆肉糯米酒炖鸡、土茯苓煲草龟、土茯苓赤小豆煲、土茯苓红豆鸭汤等。

【禁忌】肾功能不全者应慎用。

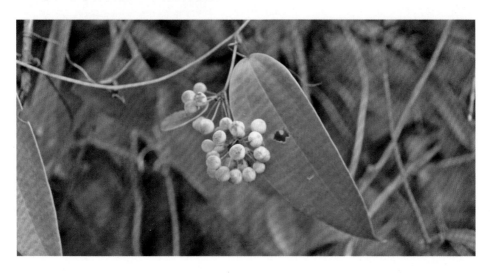

兰科 Orchidaceae

铁皮石斛
Dendrobium officinale Kimura et Migo

【别名】黑节草、云南铁皮。

【生境】生于陡峭的岩石上或附生于树上。

【分布】广东、海南、湖南、广西、贵州、云南及我国香港等地；不丹、印度东北部、缅甸、泰国、越南也有分布。

【形态特征】多年生草本。茎圆柱形，长 9～35cm，直径 2～4mm，不分枝，具多节，节间长 1.3～1.7cm，常在中部以上互生 3～5 枚叶；叶 2 列，纸质，长圆状披针形，顶端钝并且多少钩转，基部下延为抱茎的鞘，边缘和中肋常带淡紫色；叶鞘常具紫斑，老时其上缘与茎松离而张开，并且与节留下 1 个环状铁青的间隙。总状花序常从落了叶的老茎上部生出，具 2～3 朵

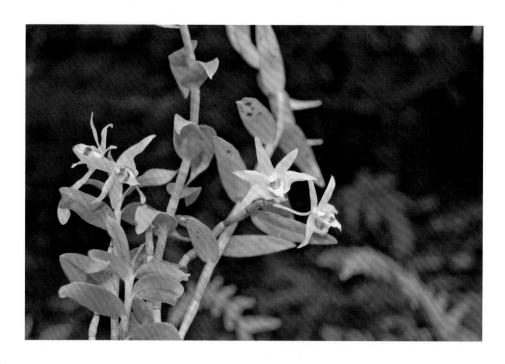

花；萼片和花瓣黄绿色，近相似，长圆状披针形，顶端锐尖，具 5 条脉；唇瓣白色，基部具 1 个绿色或黄色的胼胝体，卵状披针形，比萼片稍短，中部反折，顶端急尖，不裂或不明显 3 裂，中部以下两侧具紫红色条纹，边缘多少波状。花期 3—6 月。

【药用】味甘淡，性平。归胃、肾经。味甘，性微寒。生津养胃，滋阴清热，润肺益肾，明目强腰。治热病津伤、口干烦渴、胃阴不足、食少干呕、虚热不退、阴虚火旺、阴伤目暗、腰膝软弱。用量 6 ～ 15g。

附方：

治热病伤阴口渴：石斛、麦冬各 12g，鲜地黄 30g，天花粉、桑叶、沙参各 9g。水煎服。

【食用】茎可鲜吃、鲜榨汁、浸酒、泡茶、入膳（将鲜铁皮石斛洗净，去叶鞘切碎或敲扁后煮粥、做羹或煲鸡、煲鸭、煲骨及煲鱼等）。鲜铁皮石斛含有多糖、生物碱、氨基酸、酚类和各种对人体有益的微量元素；具有抗肿瘤、抗凝血、降血脂、降血压、提高免疫力、抗衰老等功效。

【禁忌】温热病早期阴未伤者、湿温病未化燥者、脾胃虚寒者均禁服。

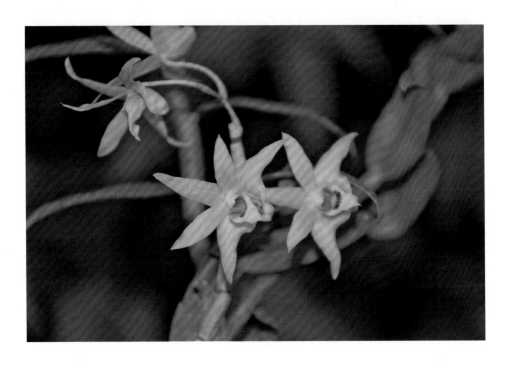

禾本科 Poaceae

大白茅

Imperata cylindrica var. *major*（Nees）C. E. Hubbard

【别名】白茅根、茅根、丝茅、苏茅根。

【生境】常生于撂荒地及火烧后的林地或旱地。

【分布】华南、华东、华中、西南和山东、河南、陕西等地；东半球热带和温带地区也有分布。

【形态特征】多年生草本，具粗壮的长根状茎。秆直立，高 30～80cm，具 1～3 节，节无毛。叶鞘聚集于秆基，甚长于其节间，质地较厚，老后破碎呈纤维状；叶舌膜质，长约 2mm，紧贴其背部或鞘口具柔毛，分蘖叶片长约 20cm，宽约 8mm，扁平，质地较薄；秆生叶片长 1～3cm，窄线形，通

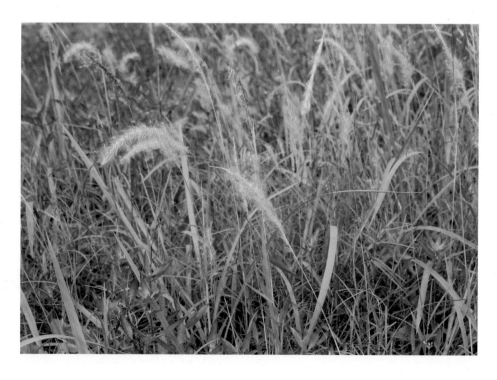

常内卷，顶端渐尖呈刺状，下部渐窄，或具柄，质硬，被有白粉，基部腹面具柔毛。圆锥花序稠密，长 20cm，宽达 3cm，小穗长 4.5 ～ 5mm，基盘具长 12 ～ 16mm 的丝状柔毛。颖果椭圆形，长约 1mm，胚长为颖果之半。花果期 4—6 月。

【药用】味甘，性寒。清热利尿，凉血止血。治急性肾炎水肿、泌尿系统感染、衄血、咯血、吐血、尿血、高血压、热病烦渴、肺热咳嗽。用量 15 ～ 30g。

附方：

治麻疹口渴：白茅根 30g，煎水频服。

治鼻出血：白茅根 30g，水煎，冷后服。亦可加藕节 15g 同煎服。

治胃出血：白茅根、生荷叶各 30g，侧柏叶、藕节各 9g，黑豆少许。水煎服。

治急性肾炎：鲜白茅根 60 ～ 120g，水煎分 2 ～ 3 次服，每日 1 剂。

【食用】根状茎含果糖、葡萄糖等，味甜可食，也可煲汤食用，如白茅根甘蔗马蹄饮、白茅根竹蔗猪骨汤等。

参考文献

崔爱萍，王年锁，2000. 枸杞的价值及栽培技术 [J]. 山西林业科技（4）：31–37.

戴胜云，蒋双慧，刘杰，2021. 2010—2020 年巴戟天研究进展 [J]. 中国药事，35（1）：91–98.

郭玲玲，付天祎，2017. 芡实食品开发研究进展 [J]. 农业科技与装备（9）：61–62.

国家药典委员会，2010. 中华人民共和国药典：1 部 [M]. 北京：中国医药科技出版社.

洪佳敏，林宝妹，张帅，等，2019. 香蕉复合果汁饰品的研制 [J]. 食品工业，40（11）：67–70.

贾春伶，王锦燕，赵奎君，等，2020.《本草纲目》草部药食同源药用植物的记载及启示 [J]. 中国现代中药，22（11）：1769–1777.

兰月，2019. 高良姜抗痛风活性部位研究 [D]. 武汉：中南民族大学.

李时珍（明），2017. 本草纲目（校点本上、下册）[M]. 第 2 版. 北京：人民卫生出版社.

罗来辉，2006. 乌毛蕨的开发利用 [J]. 科技资讯（25）：86.

罗文珊，吴佩佩，谭强，等，2018. 百香果深加工技术研究进展 [J]. 农产品加工（4）：69–74.

吕丹，李文林，杨丽丽，等，2020.《食疗本草》中常用药材非药用部位应用价值分析与思考 [J]. 中医药信息，37（4）：40–44.

孟静，陈鸣，安昌，2020. 白茅根的本草考证 [J]. 中国民族民间医药，29（3）：18–23.

孟诜（唐），1992. 食疗本草 [M]. 北京：中国商业出版社.

南占东，赵静，杨新旋，等，2021. 葛的有效成分及功能食品开发探讨 [J]. 南方农业，15（1）：12–15.

庞磊，史斌，2021. 常用药食两用植物在中餐凉菜制作中的应用 [J]. 现代食品（1）：26–28.

吴玲，郑琴，张科楠，等，2019. 菜部类、谷部类和其他药食同源中药安全性评价研究进展 [J]. 中草药，50（16）：3990–3996.

吴媛媛，徐庆国，2017. 多花黄精的生物学和经济价值研究进展 [J]. 安徽农业科学，

45（34）：128–130.

单峰, 黄璐琦, 郭娟, 等, 2015. 药食同源的历史和发展概况 [J]. 生命科学, 27（8）：1061–1069.

谢宗万, 1975. 全国中草药汇编 [M]. 北京：人民卫生出版社.

邢相楠, 黄永才, 陈格, 等, 2020. 广西百香果产业发展现状、存在问题及对策建议 [J]. 南方农业学报, 51（5）：1240–1246.

徐旭, 刘娴, 李良俊, 2017. 芡实研究进展 [J]. 长江蔬菜（18）：62–67.

叶华谷, 曾飞燕, 叶育石, 等, 2013. 华南药用植物 [M]. 武汉：华中科技大学出版社.

叶华谷, 李书渊, 曾飞燕, 等, 2015. 中国中草药三维图典：第 1 册 [M]. 广州：广东科技出版社.

赵国祥, 钱云, 张光勇, 等, 2009. 多功能植物闭鞘姜保健食品的开发利用 [J]. 热带农业科学, 29（4）：47–48.

朱橚（明）, 2007. 救荒本草校释与研究 [M]. 王家葵, 张瑞贤, 李敏校注. 北京：中医古籍出版社.

曾凌云, 2001. 闭鞘姜及其人工栽培开发利用 [J]. 蔬菜（4）：33–34.

HE X F, CHEN J J, LI T Z, et al., 2020. Nineteen new flavanol–fatty alcohol hybrids with α–glucosidase and PTP1B dual inhibition：one unusual type of antidiabetic constituent from *Amomum tsao-ko*[J]. Journal of Agricultural and Food Chemistry, 68（41）：11434–11448.

WU D L, LARSEN K, 2000. Zingiberaceae [M]// WU Z Y, RAVEN P H（eds）, Flora of China（Volume 24）. Beijing：Science Press；Missouri：Missouri Botanical Garden Press：322–377.

中文名称索引

拉丁学名索引